官能基（結合）一覧

アシル基	$-\overset{\overset{O}{\|\|}}{C}-R$	エポキシ基	$-CH\overset{O}{\underset{\diagdown\diagup}{-}}CH-$
アセチル基	$-\overset{\overset{O}{\|\|}}{C}-CH_3$	カルボキシ基	$-\overset{\overset{O}{\|\|}}{C}-OH$
アゾ基	$-N=N-$	カルボニル基(オキソ基)	$-\overset{\overset{O}{\|\|}}{C}-$
ジアゾニオ基	$-\overset{+}{N}\equiv N$	ケトン基	$R-\overset{\overset{O}{\|\|}}{C}-R'$
アミド結合	$-\overset{\overset{O}{\|\|}}{C}-\overset{\overset{H}{\|}}{N}-$	グアニジノ基	$-NH-\overset{\overset{NH}{\|\|}}{C}-NH_2$
アミノ基	$-NH_2$	スルホ基	$-SO_3H$ ┆ $-\overset{\overset{O}{\|\|}}{\underset{\underset{O}{\|\|}}{S}}-OH$
アリル基	$-CH_2-CH=CH_2$	硫酸基	$-SO_4-$ ┆ $-O-\overset{\overset{O}{\|\|}}{\underset{\underset{O}{\|\|}}{S}}-O-$
アリール基	一置換芳香族炭化水素基（多環式を含む）	チオール基(メルカプト基)	$-SH$
アルキル基	$-C_nH_{2n+1}$	ニトロ基	$-NO_2$
アルケニル基(二重結合がある)	$-C_nH_{2n-1}$	ヒドロキシ基	$-OH$
アルデヒド基	$-\overset{\overset{O}{\|\|}}{C}-H$	ビニル基	$-CH=CH_2$
エーテル結合	$-O-$	フェニル基	$-C_6H_5$
エステル結合	$-\overset{\overset{O}{\|\|}}{C}-O-$	メトキシ基	$-OCH_3$

栄養科学イラストレイテッド

有機化学

編／山田恭正（梅花女子大学 食文化学部）

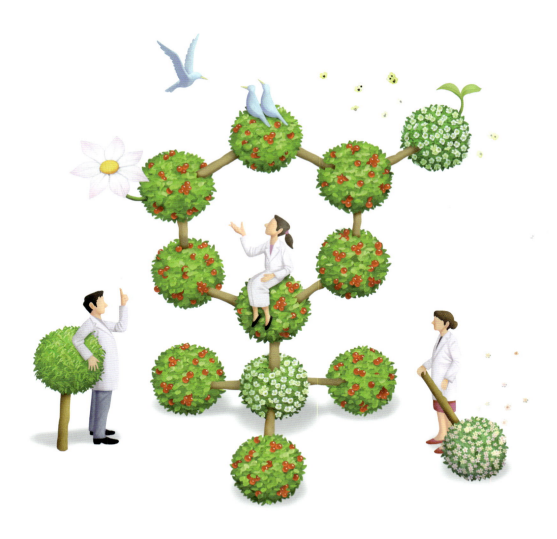

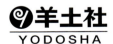

【注意事項】本書の情報について

　本書に記載されている内容は，発行時点における最新の情報に基づき，正確を期するよう，執筆者，監修・編者ならびに出版社はそれぞれ最善の努力を払っております．しかし科学・医学・医療の進歩により，定義や概念，技術の操作方法や診療の方針が変更となり，本書をご使用になる時点においては記載された内容が正確かつ完全ではなくなる場合がございます．また，本書に記載されている企業名や商品名，URL等の情報が予告なく変更される場合もございますのでご了承ください．

序

　本書は，主に管理栄養士養成課程で学ぶ学生を対象にして執筆・編集されました．

　学生の皆さんが，これから学ぶ栄養学や食品学，その基盤となる生化学や分子生物学の研究対象は生命現象にかかわる成分で大部分が炭素化合物，すなわち有機化合物です．したがって，栄養学，食品学，生化学を学ぶうえで「有機化学」の基礎的な知識が求められます．

　本書を執筆するにあたって，読者である学生が高等学校で学んだ理科の基礎学力がどの程度，身についているかを考慮する必要がありました．現行の高等学校のカリキュラムでは，栄養学や食品学の土台となる理科の科目としては，「化学基礎」と「化学」そして「生物基礎」と「生物」が設定されています．しかし，現実に管理栄養士養成課程に入学してくる学生は，高等学校で文科系クラスに所属していた人が多く，「生物基礎」と「生物」は履修したけれども，化学は全く学んでいないという学生が少なくありません．また，化学は「化学基礎」だけ履修したという人はいますが，現行の「化学基礎」の教科書には有機化学に関する記述はありません．このような高等学校での学修状況を考慮して本書を執筆・編集しました．

　執筆には大学の食品栄養学分野で教育経験の豊富な教員が参加しています．したがって，理学部・工学部で教えられているオーソドックスな「有機化学」の内容とは必ずしも同じではなく，有機合成化学や量子化学，分子軌道法などはほとんど記載がありません．特徴的な反応については，有機電子論的なメカニズムの説明が発展学習の位置付けで少し書き加えられました．

　また，章のところどころにコラムを設け，有機化学に貢献した化学者を科学史的に紹介したり，有機化学と食品栄養学は決して無関係ではないことを知ってもらえるようなトピックスも挿入しました．編者が学生の頃，化学者の発見，発明のエピソードや人間性に興味を引かれたことが背景にあります．学生の皆さんが，少しでも有機化学に興味をもっていただければ幸いです．

　管理栄養士の養成現場や，医療従事者の現場では，よくスローガンとしてEBMという言葉が使われます．EBMとは，Evidence-Based Medicineの頭文字からなる言葉で科学的根拠に基づく医療のことです．管理栄養士が栄養指導を行うなど，人を対象とする臨床現場で活躍するために，科学的根拠が理解できるような自然科学の基礎学力を身に付けることを期待しています．

2019年4月

山田恭正

栄養科学イラストレイテッド

有機化学

◆ 序 ……………………………………………………………………… 山田恭正

第I部
原子・分子から炭素化合物の化学へ

はじめに 12

1 有機化学とは ………………… 12

2 電子配置と軌道，共有結合 ………… 12

第1章 アルカン
燃料や動植物に由来する成分を構成する天然資源 17

1 アルカンとは ………………… 18

2 構造異性体 …………………… 19

3 アルキル基 …………………… 20

4 アルカンの命名法 ……………… 22

5 アルカンの化学的性質 …………… 25

6 アルカンに似た構造と性質をもつ
食物由来の成分 ………………… 25

7 アルカンの反応 ………………… 27

第2章 アルケン
人体にとって必須の脂肪酸の炭素鎖はアルケン！ 32

1 アルケンの命名法 ……………… 33

2 幾何異性体 …………………… 34

3 共役二重結合と孤立二重結合，
ポリエン化合物 ………………… 35

4 アルケンの化学的性質 …………… 36

発展 カルボニウムイオンの安定性から見た
マルコフニコフの法則 …………… 37

contents

第3章 シクロアルカン，シクロアルケン
体内で重要な働きをする環状の炭化水素もある 43

1 シクロアルカンとは ……………… 44
2 シクロアルケンの命名法 ……… 44

3 食品成分としての
シクロアルカン，シクロアルケン ……… 45
4 シクロアルカン，シクロアルケンの反応 …46

第Ⅱ部
有機化合物の性質は官能基の働きによって決まる

はじめに 50

第4章 アルコールとエーテル
嗜好品？ 食中毒？ 身の回りのアルコールとエーテル 52

§1 アルコール

1 アルコールの命名法 ……………… 53
2 アルコールの化学的性質 ……… 55
3 アルコールの分類 ……………… 56

4 アルコールの反応 ……………… 56
5 食品に含まれるアルコール ……… 57

§2 エーテル

1 エーテルの命名法 ……………… 59
2 エーテルの化学的性質 ……… 59

3 ポリエーテル化合物と食中毒 ……… 60

第5章 アルデヒド
良くも悪くも反応性に富んだ化合物 63

1 アルデヒドの命名法 ……………… 64
2 アルデヒドの化学的性質 ……… 64
3 身の回りのアルデヒド ……… 66

発展 求核攻撃 ……………… 66
発展 アルドール反応 ……………… 67

第6章 ケトン
ケトン体とエネルギー代謝のかかわり　　　71

1 ケトンの命名法 ……………… 72	**3** 身の回りのケトン：アセトン ……… 76
2 ケトンの化学的性質 ……………… 73	
	発展　エンジオールと α-ジケトンの性質 …… 75

第7章 カルボン酸
食酢やレモンはなぜ酸っぱいのか？ 脂肪酸はどんな性質をもっているのか？　　　79

1 カルボン酸の命名法 ……………… 80	**4** 脂肪酸の化学 ……………… 83
2 食品に含まれるカルボン酸 ……… 81	**5** 立体化学とカルボン酸 ……… 89
3 カルボン酸の化学的性質 ……… 82	

第8章 エステル
甘く熟した果物の香り　　　97

1 エステルの命名法 ……………… 98	
2 エステルの化学的性質 ……… 98	発展　有機電子論からみる エステル化の反応メカニズム …… 99
3 身の回りのエステル ……… 101	発展　エステルの酸または塩基による 加水分解のメカニズム …… 100

第9章 アミンとアミド
塩基性を示し，生体にさまざまな影響を与える化合物　　　105

§1　アミン（含窒素化合物）

1 アミンの命名法 ……………… 106	**5** 食品に含まれるアミン ……… 116
2 アミンの化学的性質 ……… 107	
3 アルカロイド ……………… 111	参考　酸と塩基の定義についてのまとめ ……… 108
4 アミンの反応 ……………… 113	参考　塩基性，強酸性，弱酸性有機化合物の 液性による分画 …… 112
	発展　発がん性物質 N-ニトロソアミンの生成 …… 114

§2　アミド（カルボン酸の窒素誘導体）

1 アミドの命名法 ……………… 117	**4** ペプチド結合 ……………… 120
2 アミドの生成 ……………… 118	
3 アミドの加水分解と還元 ……… 119	発展　アミドの炭素-窒素結合 …… 117

contents

第Ⅲ部
ベンゼン環がもつ芳香族特有の性質とは

はじめに 　　　　124

第10章　芳香族化合物
"亀の甲" をもつ芳香族化合物　食べ物の色や抗酸化性など多彩な性質をもっている　　125

§1　芳香族炭化水素
1 芳香族化合物とは ……………… 126
2 芳香族炭化水素の命名法 ………… 127
3 芳香族性に関する法則 (ヒュッケル則) 129

4 芳香族炭化水素の化学的性質 …… 130
5 ベンゼン以外の芳香族炭化水素 … 132

発展　フリーデル - クラフツ反応とオクテット則：
ベンゼンのアルキル化 ……………… 132

§2　フェノール類
1 ビタミン E (トコフェロール) は
なぜ抗酸化ビタミンといわれるのか? … 134
2 フェノール類の命名法 …………… 135
3 フェノールの化学的性質 ………… 136

4 ポリフェノール …………………… 139
5 抗酸化性 …………………………… 141

発展　ラジカル捕捉剤 ………………… 142

§3　芳香族カルボン酸
1 芳香族カルボン酸と
われわれの食生活とのかかわり … 144
2 芳香族カルボン酸の命名法 ……… 145

3 芳香族カルボン酸の化学的性質 … 146
4 サリチル酸 ………………………… 149

§4　芳香族アミンとヘテロ環化合物
1 生理活性のある天然物などに含まれる
DNA：塩基を含むのに核酸? …… 150
2 アニリン …………………………… 151

3 ヘテロ環化合物 (複素環化合物) …… 153

参考　ナイアシン欠乏による
ペラグラの発症について …………… 158

第Ⅳ部
栄養素の有機化学から生化学へのいざない

はじめに　168

第11章　糖類の化学
糖類はダイエットの敵！？ 糖鎖は生命科学の扉を開く鍵のひとつ！　169

1 糖類の構造のあらわし方　170
2 単糖の誘導体　173
3 二糖類　175
4 多糖類　177

第12章　脂質の化学
脂質ってどんなもの？　182

1 単純脂質　183
2 複合脂質　185
3 誘導脂質　189
4 脂質の分解（消化）　195

第13章　アミノ酸の化学
アミノ酸ってどんなもの？ タンパク質との関係は？　198

1 アミノ酸の構造と性質　199
2 アミノ酸の性質を利用した分離・検出法：電気泳動法　202
3 いろいろなアミノ酸の分類　207
4 生体内で行われるアミノ酸の重要な反応　212
5 アミノ酸同士の結合　214

発展　タンパク質　204

第14章　酵素反応の有機化学
酵素は生体で働く触媒　218

1 加水分解酵素　219
2 酸化および還元酵素　222
3 化学構造の変化にかかわるその他の酵素　225

発展　クライゼン縮合（β-ケトエステルの生成，脂肪酸合成）　227

contents

付表 **同義語一覧** ⋯⋯ 230

◆ **索引** ⋯⋯ 231

Column

化石燃料と地球温暖化 ⋯⋯	27
光受容体ロドプシンのレチナール：シスとトランスの異性化 ⋯⋯	39
官能基の種類によって香りが多様なテルペン ⋯⋯	51
ライナス・ポーリング：二度のノーベル賞 ⋯⋯	58
ロレンツォのオイル ⋯⋯	87
ルイ・パスツールと光学分割 ⋯⋯	93
苦味とアルカロイド（キニーネを例として）⋯⋯	111
発がん性物質アクリルアミド ⋯⋯	120
ケクレによるベンゼンの構造決定 ⋯⋯	126
ポリフェノールとアンチエイジング ⋯⋯	140
鈴木梅太郎とオリザニン（ビタミン B_1）⋯⋯	159
糖，核酸，タンパク質化学の開拓者 E. フィッシャー ⋯⋯	170
食品中のうま味成分：L-グルタミン酸と池田菊苗 ⋯⋯	213
乳糖不耐症 ⋯⋯	221

執筆者一覧

■ 編 者

山田恭正　　やまだ　やすまさ　　梅花女子大学食文化学部食文化学科

■ 執 筆 （五十音順）

内は執筆担当の章・節

飯島陽子　　いいじま　ようこ　　神奈川工科大学応用バイオ科学部栄養生命科学科
　…第4～6章，第8章，第14章

菊﨑泰枝　　きくざき　ひろえ　　奈良女子大学生活環境学部食物栄養学科
　…第7章，第10章§2～3

倉橋優子　　くらはし　ゆうこ　　同志社女子大学生活科学部食物栄養科学科
　…第12～13章

冨澤元博　　とみざわ　もとひろ　　東京農業大学生命科学部分子生命化学科
　…第9章，第10章§4

山口智子　　やまぐち　ともこ　　新潟大学教育学部生活環境学科目
　…第1章

山田恭正　　やまだ　やすまさ　　梅花女子大学食文化学部食文化学科
　…第Ⅰ～Ⅳ部はじめに，第2～3章，第10章§1，第11章

第Ⅰ部

原子・分子から炭素化合物の化学へ

第 I 部　原子・分子から炭素化合物の化学へ

はじめに

1　有機化学とは

　　われわれ，ヒトを含めて動物，植物，微生物などあらゆる「生物」の体を構成する成分，つまり生命現象にかかわる物質を研究対象にする化学が，元来の「有機化学」であった．したがって「有機化学」は現在の「生物化学」や「生化学」とほとんど同義語であったといえる．ちなみに有機化学（organic chemistry）の"organ"は，生命体の「器官」を意味する．しかし，1828年ドイツのウェーラー〔Friedrich Wöhler（1800–1882）〕が無機化合物であるシアン酸アンモニウム（NH_4OCN）を用いて反応中に偶然，生体成分である尿素〔$(NH_2)_2CO$〕を合成できることを発見した．つまり生命体によらず，人為的に生体成分をつくり出す一歩を踏み出すことができたのである．これを契機として「有機化学」の定義が，必ずしも生命体の関与しない「炭素化合物の化学」に変更されたといえる．

　　われわれがこれから学ぶ栄養学や食品学，その基盤となる生化学や分子生物学の研究対象は大部分が炭素化合物，すなわち有機化合物である．**2**では原子の電子配置や軌道，そして共有結合の概要について述べるが，高等学校で「化学」を全く履修しなかった人には少しとっつきにくいかもしれない．そういう場合は，お勧めはできないが，当初は**2**は飛ばして第1章のアルカンから読み進めていただいても結構である．第 I 部では有機化合物の背骨ともいえる炭素骨格を構成する炭化水素について学ぶ．まず脂肪族炭化水素や芳香族炭化水素を学んだ後に，改めて「電子配置や軌道」に立ち還るという勉強のしかたもあろうかと思う．いずれにせよ，「有機化学」を敬遠することなく，基礎科学としての重要性を認識していただけることを期待している．

2　電子配置と軌道，共有結合

A. 電子配置

　　原子は中心にある原子核と負の電荷をもつ電子で構成されており，さらに原子核は正の電荷をもつ陽子と電荷をもたない中性子で構成されている（図1）．電子は原子核の回り

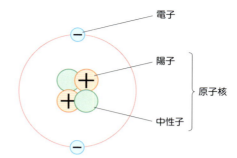

図1 ヘリウム原子の構造

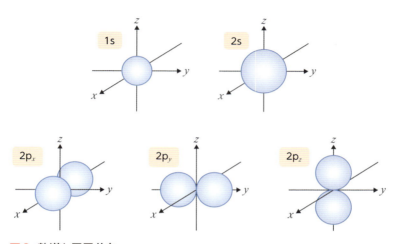

図2 軌道と電子分布

を動き回っており，原子内で電子が存在する確率の高い領域を軌道という※1．軌道にはs軌道，p軌道など種類があり，s軌道は，原子核を中心とした球状であらわされる．また，p軌道はダンベルのような形状をしており，互いに直交した3つのp軌道，すなわちp_x, p_y, p_zの3つの軌道がある（図2）．ここでは原子番号が1の水素原子から10のネオン原子について，電子のs軌道とp軌道について述べる．軌道の集まりを電子殻といい，図3に示したように，エネルギー準位の低い方（原子核に近い方）から順にK殻（主量子数n＝1），L殻（n＝2），M殻（n＝3），N殻（n＝4）という．軌道の集まりと述べた通り，K殻は1s軌道からなり，L殻は2s軌道と2p軌道からなる．また，それぞれの殻に入りうる電子の数は$2n^2$個である．種々の原子において最も外側にある殻を最外殻という．

電子は原子核を中心としてエネルギー準位の低い軌道から順に入っていくが（構成原理），各軌道に入る電子は2個までである．同じ軌道に入る電子は，矢印の向きであらわすスピンが互いに逆である（パウリの排他原理）．また，エネルギー準位が同じ軌道に電子が入る場合には，できるだけ異なる軌道にスピンが同じ向きになるように入る（フント

※1 ある瞬間に電子が存在する位置と速度を同時に知る（特定する）ことはできない（ハイゼンベルクの不確定性原理）．

有機化学 13

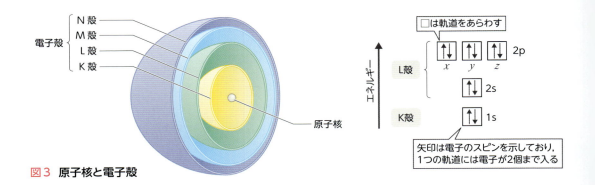

図3 原子核と電子殻

表1 原子の軌道と電子配置

周期	原子番号	原子	軌道と電子配置		価電子
1	1	H	$1s^1$		1
	2	He	$1s^2$		2
2	3	Li	$1s^2$	$2s^1$	1
	4	Be	$1s^2$	$2s^2$	2
	5	B	$1s^2$	$2s^2 2p_x^1$	3
	6	C	$1s^2$	$2s^2 2p_x^1 2p_y^1$	4
	7	N	$1s^2$	$2s^2 2p_x^1 2p_y^1 2p_z^1$	5
	8	O	$1s^2$	$2s^2 2p_x^2 2p_y^1 2p_z^1$	6
	9	F	$1s^2$	$2s^2 2p_x^2 2p_y^2 2p_z^1$	7
	10	Ne	$1s^2$	$2s^2 2p_x^2 2p_y^2 2p_z^2$	8
			K殻	L殻	

の規則，表1）．表1のなかで原子番号6の原子は炭素（C）で，電子は6個存在する．1s軌道に電子が2個，2s軌道に電子が2個，$2p_x$軌道に電子が1個，$2p_y$軌道に電子が1個配置している．これは，フントの規則により$2p_x$軌道に電子が2個入るのではなく，$2p_x$軌道と$2p_y$軌道にそれぞれ電子が1個ずつ同じ向きのスピンで配置されるからである．したがって，炭素原子の電子配置は$1s^2 2s^2 2p_x^1 2p_y^1$であらわされる．

B. sp³混成軌道と共有結合

炭素原子が1個の炭化水素であるメタン（CH_4）を例にしてsp³混成軌道と共有結合について説明する．炭素原子の電子配置は，$1s^2 2s^2 2p_x^1 2p_y^1$であるが，$2s^2$軌道にある電子2個のうち1個が2p軌道へ励起（エネルギーを得て準位が上がる）する（と$1s^2 2s^1 2p_x^1 2p_y^1 2p_z^1$になる）ことによって4つの軌道（$2s 2p_x 2p_y 2p_z$）が混成し，新しい4つの同等な軌道が生じる．これら4つの軌道をsp³混成軌道という（図4 A）．また，水素原子の電子配置は$1s^1$であるからメタン分子は，炭素の原子核を中心としてsp³混成軌道が，正四面体の4つの頂点にある水素原子に向かって伸びた構造をしている．4つのsp³混成軌道は，互いに109.5°の角度であり，各頂点にある水素原子の1s軌道とσ結合（単結

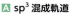
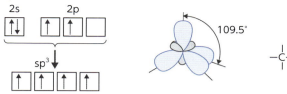
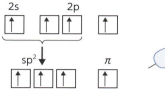
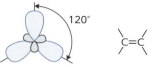
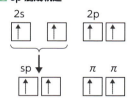
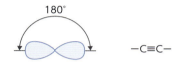

図4 混成軌道

図5 メタンの構造
電子式であらわしたメタン分子は，炭素原子の周囲に8個の電子を配置し，オクテット則を満たしていることが明らかである．

合）をしている．化学結合が形成されるときには，原子の最外殻にある電子が関与し，これらの電子を価電子という．炭素原子の価電子は4個，水素原子の価電子は1個である．炭素原子と水素原子が，それぞれ1個ずつ電子を共有して結合する（図5）．

図5左側は電子を点であらわした（点）電子式といい，共有電子対が4対ある．図5右側は共有電子対を1本の線（価標）であらわした構造式である．ここで鉄則といえる重要なことは，炭素原子は4本の結合手をもつ（価電子4個）ということである．

希ガスのネオン（Ne）やアルゴン（Ar）は最外殻に8個の電子が存在し（Heのみ2個の電子が存在），化学的にきわめて安定であるため他の原子との反応が困難である．これら希ガスのように，一般に原子は最外殻に8個の電子を配置して安定化しようとする傾向がある．このような性質をオクテット則という．オクテット（octet）とは8を意味し，最外殻に8個の電子を配置した状態を閉殻という．

C. sp² 混成軌道と sp 混成軌道（二重結合と三重結合）

炭素間の二重結合は2s軌道1つと2p軌道2つが混成したsp²混成軌道からなる（図4 B）．この3つの軌道は，互いに角度が120°になり，もう1つの2p軌道はπ結合をつくる．炭素間二重結合をもつ炭化水素は，アルケンに分類され，最も簡単なアルケンはエチレン分子である．二重結合をあらわす2本の線は，1本が2つのsp²軌道の重なり

による σ 結合，もう 1 本は 2 つの 2p 軌道の重なりによる π 結合であるが，表記上は区別しない．

　炭素間の三重結合は 2s 軌道 1 つと 2p 軌道 1 つが混成した sp 混成軌道からなる（図 4 C）．この 2 つの軌道は，互いに反対向きの直線状になる．残り 2 個の 2p 電子は，π 電子となり，直交している．炭素間三重結合をもつ炭化水素は，アルキンに分類され，最も簡単なアルキンはアセチレン分子である．本書では，食品成分と栄養素に関連が深い化合物に限定したのでアルキンについては，割愛した．

第Ⅰ部　原子・分子から炭素化合物の化学へ

1章 アルカン

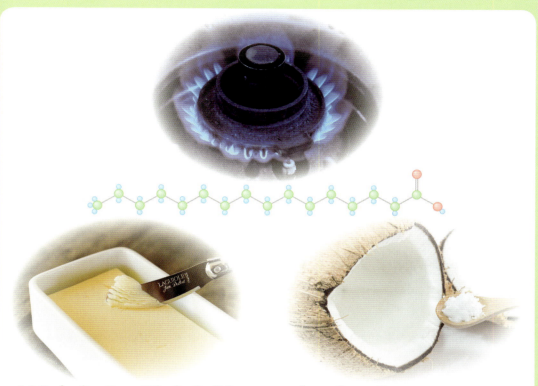

燃料や動植物に由来する成分を構成する天然資源

アルカンは天然ガスや石油中に含まれ，炭素原子と水素原子のみからなる有機化合物である．われわれは日常の生活のなかで，料理や暖房のためのエネルギー源として，都市ガスや液化石油ガス（LPガス），そしてカセットコンロ，ライターの形でアルカンを利用している．

アルカンはギリシャ語の"脂肪"を意味する *aleiphas* に由来した脂肪族化合物（aliphatic compound）やパラフィン炭化水素（paraffin hydrocarbon）とよばれることもある．動物脂や植物油に含まれる長い炭素鎖をもつ分子（飽和脂肪酸）の性質に似ているためである．第1章では，アルカンの特徴や性質，有機化合物の体系的な命名法について学ぼう．

有機化学　17

1 アルカンとは

A. アルカンの構造

　アルカンは，炭素原子（C）と水素原子（H）のみからなる**炭化水素**（hydrocarbon）であり，そのすべての炭素原子が単結合で鎖状につながった**鎖式飽和炭化水素**である．有機化合物の炭素骨格を考えるうえで基本となる化合物群であり，簡単なアルカンの例としてメタンやエタン，プロパンがある．

メタン (methane) 　エタン (ethane) 　プロパン (propane)

　アルカンの分子式は，C_nH_{2n+2}（n = 1，2，3…）のようにあらわされ，名称の語尾が-ane（アン）となる．表1にアルカンの例を示す．

B. 日常生活とアルカン

　われわれが日常生活のなかで，エネルギー源や燃料として使っているアルカンについて紹介する．

　天然ガスはメタンを主成分とする天然のガスで，少量のエタン，プロパンおよびブタン

表1　アルカンの名称と分子式

炭素の数 n	名称	分子式 C_nH_{2n+2}	融点 （℃）	沸点 （℃）	常温での状態
1	メタン (methane)	CH_4	−183	−162	気体
2	エタン (ethane)	C_2H_6	−184	−89	
3	プロパン (propane)	C_3H_8	−188	−42	
4	ブタン (butane)	C_4H_{10}	−138	−0.5	
5	ペンタン (pentane)	C_5H_{12}	−130	36	液体
6	ヘキサン (hexane)	C_6H_{14}	−95	69	
7	ヘプタン (heptane)	C_7H_{16}	−91	98	
8	オクタン (octane)	C_8H_{18}	−57	126	
9	ノナン (nonane)	C_9H_{20}	−54	151	
10	デカン (decane)	$C_{10}H_{22}$	−30	174	
11	ウンデカン (undecane)	$C_{11}H_{24}$	−26	196	
12	ドデカン (dodecane)	$C_{12}H_{26}$	−10	216	
13	トリデカン (tridecane)	$C_{13}H_{28}$	−6	235	
14	テトラデカン (tetradecane)	$C_{14}H_{30}$	6	254	
15	ペンタデカン (pentadecane)	$C_{15}H_{32}$	10	271	
20	エイコサン (eicosane) イコサン (icosane)	$C_{20}H_{42}$	37	343	固体

表2 石油の分留で得られる成分とその用途

炭素数	用途
C1〜C4	天然ガス, 石油化学製品
C5〜C7	溶媒
C5〜C10	ガソリン
C12〜C18	灯油, ジェット燃料
C12〜	燃料油, ディーゼル燃料 (軽油)
C20〜	潤滑油, グリース, パラフィンワックス, アスファルト, タール

を含んでいる．このうち，メタンとエタンを液化したものが液化天然ガス（liquefied natural gas：LNG）であり，都市ガスの主原料になっている．また，プロパンとブタンを液化したものが液化石油ガス（liquefied petroleum gas：LPG）であり，頭文字をとってLPガスとよばれている．家庭用のLPガスはプロパンを主成分としているため，一般にプロパンガスとよばれ，金属ボンベに充填して利用されている．また，ライターの中の液体はブタンを液化したものである．

一方，石油（原油）は主にアルカンと芳香族炭化水素（第10章§1参照）からなる複雑な混合物である．石油を分留することで，表2のような用途に応じた各成分に分けられる．なお，石油を各成分の沸点の差を利用して蒸留によって分離する方法を分別蒸留，または単に分留という．

2 構造異性体

メタン（CH_4），エタン（C_2H_6），プロパン（C_3H_8）は，前述したように1種類の構造式しか書くことができないが，ブタン（C_4H_{10}）では炭素原子の結合の仕方によって2通りの構造式を書くことができる．このように分子式が同じで構造式が異なる化合物同士を互いに**構造異性体**という（命名法については4で解説する）．

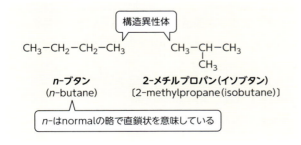

表3 構造異性体の数

炭素の数	分子式	構造異性体の数
1	CH_4	―
2	C_2H_6	―
3	C_3H_8	―
4	C_4H_{10}	2
5	C_5H_{12}	3
6	C_6H_{14}	5
7	C_7H_{16}	9
8	C_8H_{18}	18
9	C_9H_{20}	35
10	$C_{10}H_{22}$	75
15	$C_{15}H_{32}$	4,347
20	$C_{20}H_{42}$	366,319
25	$C_{25}H_{52}$	36,797,588

n-ブタンおよび2-メチルプロパンは異なる化合物であり，物理的および化学的性質が異なる．表3に示すように，アルカンの構造異性体の数は，炭素数が増えるごとに飛躍的に増加していく．$C_{25}H_{52}$の構造異性体は約3,700万種類であるが，実際には立体的に存在しえない構造の分子も相当数存在する．

n-ブタンは4個の炭素原子が直鎖状に結合している．もう一方の2-メチルプロパンは，3個の炭素原子が直鎖状につながり，4個目の炭素原子は枝分かれした構造をしている．n-ブタンのように，炭素鎖が直鎖状に結合した化合物は**直鎖アルカン**，2-メチルプロパンのように，枝分かれのある炭素鎖をもつ化合物は**分岐アルカン**とよばれる．

3 アルキル基

アルカンから水素原子を1個取り除いた炭化水素基を**アルキル基**という．一般的に，アルキル基は簡略化して－Rであらわされることが多い．アルキル基の名称は，対応するアルカンの名称から語尾の –ane を –yl に変えて命名する．

例： CH_4 メタン(methane) ⟶ －CH_3 メチル(methyl)基
C_2H_6 エタン(ethane) ⟶ －C_2H_5 エチル(ethyl)基

20 ● 栄養科学イラストレイテッド

表4 アルキル基の名称と構造式

炭素数	アルカン	名称		構造式
C1	メタン	メチル	methyl	$-CH_3$
C2	エタン	エチル	ethyl	$-CH_2CH_3$
C3	プロパン	プロピル	propyl	$-CH_2CH_2CH_3$
		1-メチルエチル（イソプロピル）	1-methylethyl (isopropyl)	$-CH(CH_3)CH_3$
C4	ブタン	ブチル	butyl	$-CH_2CH_2CH_2CH_3$
		2-メチルプロピル（イソブチル）	2-methylpropyl (isobutyl)	$-CH_2CH(CH_3)CH_3$
		1-メチルプロピル（sec-ブチル）	1-methylpropyl (sec-butyl)	$-CH(CH_3)CH_2CH_3$
		1,1-ジメチルエチル（tert-ブチル）	1,1-dimethylethyl (tert-butyl)	$-C(CH_3)_3$
C5	ペンタン	ペンチル	pentyl	$-CH_2CH_2CH_2CH_2CH_3$
		2-メチルブチル（イソペンチル）	2-methylbutyl (isopentyl)	$-CH_2CH_2CH(CH_3)CH_3$
		2,2-ジメチルプロピル（ネオペンチル）	2,2-dimethylpropyl (neopentyl)	$-CH_2C(CH_3)_3$

（ ）内は慣用名であるが，IUPAC命名法でも使用が認められており，広く使われている．なお，ペンチル（pentyl）基は慣用的にアミル（amyl）基という名称も使われている．

よく用いられるアルキル基の名称と構造式を表4に示す．末端の炭素から水素原子を1個取り除くことによって直鎖アルキル基ができるが，内部の炭素から水素原子を複数個取り除くと枝分かれしたアルキル基ができる．C3アルカンからは2つ，C4アルカンからは4つのアルキル基ができる．接頭語の sec- (s-) と tert- (t-) は，枝分かれした炭素原子に結合している他の炭素原子（アルキル基）の数をあらわしている．

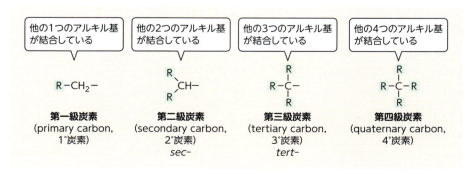

4 アルカンの命名法

A. IUPAC命名法

　有機化合物の体系的な命名は，**IUPAC**（International Union of Pure and Applied Chemistry，国際純正および応用化学連合）規則に基づいて行われる．このIUPAC命名法は1892年にはじめて提案され，それ以前は化合物の起源に由来する名称が多かった．例えば，酢から得られたacetic acid（酢酸）はラテン語の酢（*acetum*）に，蟻から得られたformic acid（蟻酸）はラテン語の蟻（*formicae*）に由来する．これらの古い名称は，**一般名**または**慣用名**とよばれ，今でも広く使われているが，大抵の場合はIUPAC名を用いる（**2**のイソブタンも2-メチルプロパンの慣用名である）．

　IUPAC命名法では，系統的な規則によって700万以上の既知化合物に異なった名称が与えられ，さらに数百万の化合物にも対応できるよう工夫されている．IUPAC命名法では，個数をあらわすギリシャ数詞や対応する接頭語を用いる（表5）．

B. 直鎖アルカン

　直鎖状で枝分かれのない炭素鎖をもつアルカンは，鎖の炭素数を示す**接頭語**（表5）とその化合物が飽和炭化水素であることを示す-aneという**接尾語**を付けてあらわす．炭素数にしたがって与えられる直鎖アルカンのIUPAC名は，表1に示した通りである．

表5　命名に使用される数詞と接頭語

	数詞		接頭語		数詞		接頭語
1	mono-	モノ	meth-	13	trideca-	トリデカ	tridec-
2	di-	ジ	eth-	14	tetradeca-	テトラデカ	tetradec-
3	tri-	トリ	prop-	15	pentadeca-	ペンタデカ	pentadec-
4	tetra-	テトラ	but-	16	hexadeca-	ヘキサデカ	hexadec-
5	penta-	ペンタ	pent-	17	heptadeca-	ヘプタデカ	heptadec-
6	hexa-	ヘキサ	hex-	18	octadeca-	オクタデカ	octadec-
7	hepta-	ヘプタ	hept-	19	nonadeca-	ノナデカ	nonadec-
8	octa-	オクタ	oct-	20	icosa- (eicosa-)	イコサ (エイコサ)	icos- (eicos-)
9	nona-	ノナ	non-				
10	deca-	デカ	dec-	21	henicosa- (heneicosa-)	ヘンイコサ (ヘンエイコサ)	henicos- (heneicos-)
11	undeca-	ウンデカ	undec-				
12	dodeca-	ドデカ	dodec-	22	docosa-	ドコサ	docos-

22　　● 栄養科学イラストレイテッド

$$CH_3-CH_2-CH_2-CH_2-CH_3 \quad \text{または} \quad CH_3(CH_2)_3CH_3$$

n-ペンタン
(*n*-pentane)

C. 分岐アルカン

1）名称の成り立ちと命名法

　枝分かれのあるアルカンでは，骨格となる最も長い炭素鎖を**主鎖**とし，主鎖より短い炭素鎖が**側鎖**として結合していると考える．主鎖である最も長い炭素鎖のアルカンを化合物の**母体名**（**基幹名**）とし，その主鎖のどこにどのようなアルキル基がいくつ置換されているかを考えて命名する．アルカンの名称の成り立ちと具体的な命名法は，下記の①〜④のようになる．

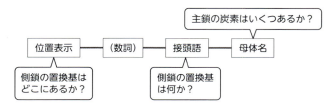

①最も長い炭素鎖（主鎖）に，アルカンの名称を付ける．
②側鎖に近い方の末端から，主鎖の各炭素原子に番号を付け（ナンバリング），それを側鎖の位置番号とする．
③複数の置換基がある場合は，各置換基に②の位置番号を付ける．
④複数の置換基が同一の炭素に結合している場合は，その位置番号を複数回用い，アルファベット順に並べる．同一置換基が2個の場合は接頭語ジ（di），3個の場合はトリ（tri）などの数詞を付けて示す．

2）具体例

　例えば，ペンタン（C_5H_{12}）の構造異性体で考えてみると，次の化合物の場合，主鎖は炭素原子4個からなる部分である．

$$CH_3-CH_2-CH-CH_3 \quad \text{←主鎖}$$
$$\quad\quad\quad\quad\quad | $$
$$\quad\quad\quad\quad CH_3$$

　次に，側鎖のメチル基（−CH_3）は主鎖の端から数えて何番目の炭素原子に結合しているかを考える．左から3番目，右から2番目の炭素原子と結合しているが，ナンバリングする際に番号の小さい方を採用する．したがって，この化合物は2-メチルブタンとなる．

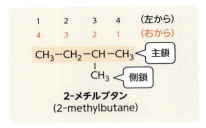

2-メチルブタン
(2-methylbutane)

次の化合物の場合は，主鎖の炭素原子は3個で，2つのメチル基は左右どちらからナンバリングしても2番目に存在する．位置番号をすべて記し（この場合は2回），置換基の名称の前に，2個をあらわす数詞ジ（di）を付けると本化合物は2,2-ジメチルプロパンとなる．

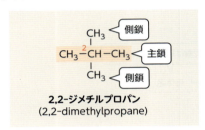

2,2-ジメチルプロパン
(2,2-dimethylpropane)

このように，ペンタンにはn-ペンタンのほか，2-メチルブタンと2,2-ジメチルプロパンの2つの構造異性体が存在する．

その他，3個以上の置換基のあるアルカンの場合も，原則として置換基の位置を示す番号ができるだけ小さくなるようにナンバリングをして命名する．さらに，置換基はアルファベット順に記す．例えばethyl基はmethyl基に優先される．

○ 2,3,5-トリメチルヘキサン　　　× 2,4,5-トリメチルヘキサン
   (2,3,5-trimethylhexane)

○ 3-エチル-2-メチルヘキサン　　× 2-メチル-3-エチルヘキサン
   (3-ethyl-2-methylhexane)

24　●栄養科学イラストレイテッド

5　アルカンの化学的性質

A. 水に不溶である

　アルカンは無極性のC－H結合とC－C結合からなるので，極性の低い有機溶媒にはよく溶けるが，水には溶けない．この性質は植物で巧みに利用されており，葉や果物の表面は部分的にアルカンによって形成されていることが多い．例えば，リンゴ表面に光沢のある膜がみられるが，このろう（ワックス）には$C_{27}H_{56}$や$C_{29}H_{60}$の直鎖アルカンが存在している．また，キャベツやブロッコリーの葉のワックスは主に$C_{29}H_{60}$である．これらの植物ワックスは葉や果物からの水分の損失（蒸散）や外からの水の浸入を防ぐために役立っている．

B. 水より密度が小さい

　アルカンの密度（平均密度は約0.7 g/cm³）は，液体も固体も水（1 g/cm³）より小さいので，水よりも軽い．石油タンカーの事故で流出した原油が海面に漂うのはこのためである．

C. 沸点，融点が低い

　アルカンは非極性分子であるため，分子間力が弱く，同じような分子量をもつ有機化合物に比べて沸点が低い．そして，炭素数が多くなるほどアルカンの融点や沸点は高くなる（表1）．これは，炭素数が多くなるにしたがって表面積が増加し，分子間力が増大するためである．炭素数1〜4のアルカン（メタン〜ブタン）は常温で気体，炭素数5〜15のアルカンは液体，炭素数16以上のアルカンはワックス状の固体である．構造異性体においては，枝分かれが多いほど表面積が減少するので，沸点は低下する．

D. 反応性が低い

　アルカンは官能基をもたないので，酸や塩基などほとんどの試薬に対して安定で反応しない．しかし，ある種の条件下では，酸素やハロゲンと反応する（詳細は **7** を参照）．

6　アルカンに似た構造と性質をもつ食物由来の成分

A. 脂肪酸

　脂質を構成する脂肪酸は，末端にカルボキシ基（カルボキシル基ともよぶ，－COOH）を1つもつ鎖状炭化水素である（**第7章**参照）．一般式はR－COOHであらわされる．

有機化学　●　25

二重結合の有無によって，飽和脂肪酸と不飽和脂肪酸に大別できる．飽和脂肪酸は二重結合のない化学構造であり，R－は直鎖アルキル基である．飽和脂肪酸は，バターや動物脂，パーム油などに多く含まれている．以下の飽和脂肪酸の例は，炭素数18のステアリン酸（オクタデカン酸，$C_{18}H_{36}O_2$）である．

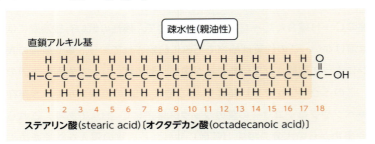

脂肪酸においても，炭素数が多くなるほど融点や沸点は高くなる．炭素数4までの脂肪酸は水に可溶で弱酸性を示すが，炭素数の増加に伴い疎水性が増し，有機溶媒に可溶となる．なお，その他については第7章を参照のこと．

B. クロロフィル

クロロフィルは，ほうれん草などの野菜や植物の葉緑体に含まれる緑色の色素である．Mg^{2+}が配位したポルフィリン環とフィトールがエステル結合（第8章参照）した構造をもつ．フィトールが脂質のように炭化水素の長い鎖状であることから，疎水性を示し，クロロフィルは水に溶けにくい性質となっている．

C. ビタミンE

ビタミンE（トコフェロール）は，植物油や油糧種子に多く含まれる抗酸化性を示す脂溶性ビタミンである．側鎖に直鎖アルキル基と同じ構造をもち，クロマン環のメチル基の位置と数によって，α-，β-，γ-，δ-の4種類の同族体がある（第10章§2参照）．

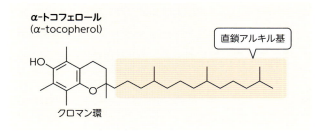

7 アルカンの反応

A. アルカンの酸化（燃焼）

ある物質が酸素と結合する反応，またはある物質が水素を失う反応を酸化という．一方，ある物質が酸素を失う反応，またはある物質が水素と結合する反応を還元という．

一般にアルカンは化学的に安定であるが，酸素（O_2）の存在下で燃焼し，**二酸化炭素**（CO_2）と**水**（H_2O）を生成する．

Column

化石燃料と地球温暖化

今日，エネルギー供給の大半を占めているのは，石油，石炭，天然ガスからなる化石燃料である．しかし，地球上の化石燃料には限りがあるうえ，化石燃料を使うと二酸化炭素（CO_2）が排出されるため（**7 A**参照），地球温暖化の原因にもなっている．温室効果ガスには，CO_2のほか，メタン，一酸化二窒素，フロンガスがあるが，地球温暖化に与える影響は排出量の膨大なCO_2が6割を占めるとされている．化石燃料のなかでは，天然ガスが石炭や石油に比べてCO_2発生量が少なく，燃焼時の排出ガスも少ない環境に優れたエネルギーといわれている．これは，天然ガスがメタンを主成分としたガスで，硫黄分やその他の不純物を含まないため，硫黄酸化物（SO_x）や窒素酸化物（NO_x）の排出量が少ないためである．

近年，エネルギー革命として話題になっているシェールガスやメタンハイドレートも天然ガスの一種である．シェールガスは頁岩（シェール）とよばれる岩盤層に含まれる．メタンハイドレートは，メタンの周囲を水分子が囲んだ氷状の物質である．日本の周辺海域でも存在が確認されており，そのガス量は日本のガス使用量の約100年分ともいわれている．これらは未来の代替エネルギーとして注目されているが，メタンも温室効果ガスの1つであり，地球温暖化や気候変動との関連が議論されている．

$$CH_4 + 2O_2 \longrightarrow CO_2 + 2H_2O + 熱エネルギー$$
メタン

$$CH_3CH_2CH_3 + 5O_2 \longrightarrow 3CO_2 + 4H_2O + 熱エネルギー$$
プロパン

　アルカンの炭素数に関係なく，完全燃焼したときの生成物は二酸化炭素と水である．われわれは日常生活のなかで，天然ガス，ガソリン，灯油などの形でアルカンを燃焼させ，この酸化反応で得られた熱エネルギーを料理や暖房の燃料，自動車の動力などに利用しているのである．

　なお，アルカンは不完全燃焼すると一酸化炭素（CO）を生じ，血液中の赤血球ヘモグロビンと結合して中毒を起こすので注意が必要である．

B. アルカンのハロゲン化

　アルカンと塩素ガス（Cl_2）の混合物に太陽光（紫外線）を照射するか，加熱すると発熱反応が起こり，アルカンの水素原子が1個または2個以上塩素原子に置換される．

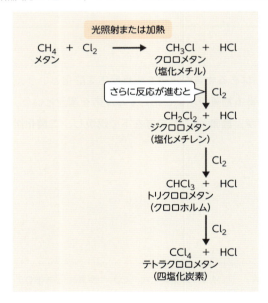

　トリクロロメタン（クロロホルム）はかつて麻酔剤として利用されていたが，発がん性など毒性が強く副作用も強いことから，20世紀はじめには別の麻酔剤が使われるようになっている．アルカンはヨウ素以外のハロゲンと反応して種々のハロゲン化物となる．フッ素や塩素で置換されたハロゲン化物が，冷蔵庫やエアコンの冷媒，ドライクリーニング剤，麻酔剤，スプレー剤として世界中で使用されていた．これらハロゲン化物であるフレオン（日本ではフロンガスという）は，地球のオゾン層を破壊して太陽からの紫外線量を増やし，皮膚がんを誘発するなど悪影響を及ぼす．現在では，モントリオール議定書など国際協定によってフレオンの使用が制限され，代替フロンの開発が進められている．

参考図書

1）「スミス基礎有機化学（上）第3版」（Smith JG/著, 山本 尚, 大嶌幸一郎/監訳, 高井和彦, 他/訳）, 化学同人, 2012

2）「ソロモンの新有機化学（上）第7版」（Solomons TWG, Fryhle CB/著, 花房昭静, 他/監訳）, 廣川書店, 2002

3）「大学への橋渡し 有機化学」（宮本真敏, 斉藤正治/著）, 化学同人, 2006

4）「ブラウン基本有機化学」（池田正澄, 奥山 格/監訳）, 廣川書店, 1999

5）「マクマリー有機化学（上）第9版」（McMurry J/著, 伊東 椒, 他/訳）, 東京化学同人, 2017

6）「まるわかり！ 基礎化学」（田中永一郎/監, 松岡雅忠/著）, 南山堂, 2012

7）一般社団法人 日本ガス協会（http://www.gas.or.jp/）

8）三井海洋開発株式会社. LNG/LPGとは（http://www.modec.com/jp/business/domain/gas/lnglpg.html）

9）佐藤幹夫, 他：天然ガスハイドレートのメタン量と資源量の推定. 地質学雑誌, 102：959 – 971, 1996

第1章 練習問題

Q1 次の化合物をIUPAC命名法にしたがって命名しなさい．

① CH₃−CH−CH−CH₃
　　　｜　｜
　　　CH₃ CH₃

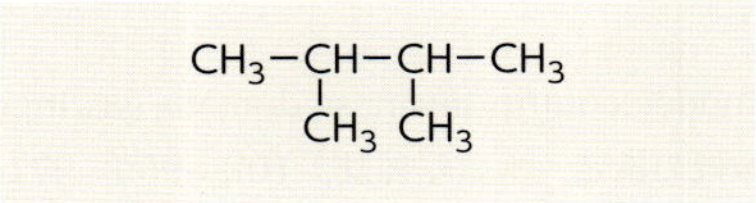

② CH₃−CH−CH₂−CH−CH₂−CH₃
　　　｜　　　　｜
　　　CH₃　　　CH₂CH₃

③ 　　　CH₃　　CH₃
　　　　｜　　　｜
　CH₃−C−CH₂−CH−CH₃
　　　　｜
　　　　CH₃

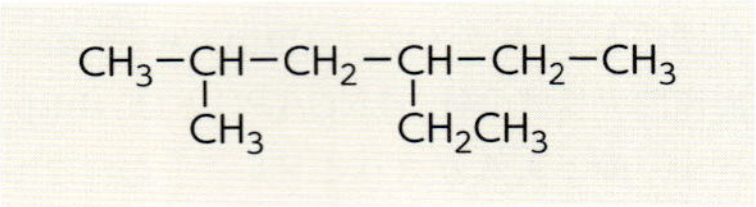

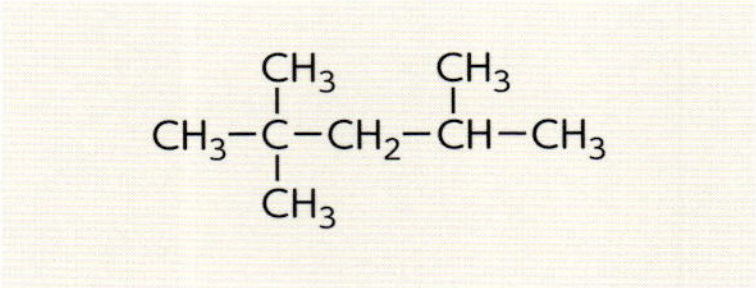

Q2 2,2-ジメチル-4-プロピルノナン (2,2-dimethyl-4-propylnonane) の構造式を書きなさい．

Q3 分子式 C_6H_{14} であらわされるすべての構造異性体の構造式を書き，IUPAC命名法にしたがって命名しなさい．

第1章 アルカン

解答&解説

A1 ① 2,3-ジメチルブタン（2,3-dimethylbutane）
② 4-エチル-2-メチルヘキサン（4-ethyl-2-methylhexane）
③ 2,2,4-トリメチルペンタン（2,2,4-trimethylpentane）

A2

$$CH_3-\underset{\underset{CH_3}{|}}{\overset{\overset{CH_3}{|}}{C}}-CH_2-\underset{\underset{CH_2CH_2CH_3}{|}}{CH}-CH_2-CH_2-CH_2-CH_2-CH_3$$

A3 ① ヘキサン（hexane）

$$CH_3-CH_2-CH_2-CH_2-CH_2-CH_3$$

② 2-メチルペンタン（2-methylpentane）

$$CH_3-\underset{\underset{CH_3}{|}}{CH}-CH_2-CH_2-CH_3$$

③ 3-メチルペンタン（3-methylpentane）

$$CH_3-CH_2-\underset{\underset{CH_3}{|}}{CH}-CH_2-CH_3$$

④ 2,2-ジメチルブタン（2,2-dimethylbutane）

$$CH_3-\underset{\underset{CH_3}{|}}{\overset{\overset{CH_3}{|}}{C}}-CH_2-CH_3$$

⑤ 2,3-ジメチルブタン（2,3-dimethylbutane）

$$CH_3-\underset{\underset{CH_3}{|}}{CH}-\underset{\underset{CH_3}{|}}{CH}-CH_3$$

有機化学 ● 31

第Ⅰ部 原子・分子から炭素化合物の化学へ

第2章 アルケン

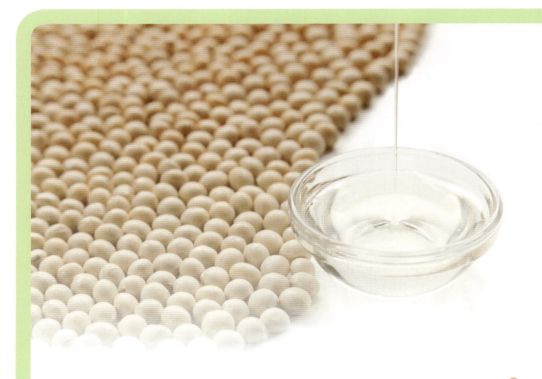

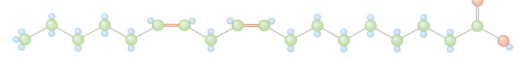

人体にとって必須の脂肪酸の炭素鎖はアルケン！

人間が生命活動を営むために，食べ物から摂取しなければならない脂肪酸を必須脂肪酸という．通常，必須脂肪酸は，リノール酸，リノレン酸，アラキドン酸の3種をさし，いずれも不飽和脂肪酸である．不飽和とは，炭素鎖のなかにある二重結合や三重結合をさしているが，有機化学では二重結合をもつ炭化水素はアルケンに分類される．第2章では，このように人体で重要な働きをしている不飽和結合をもったアルケンの化学的な性質や特徴について学ぼう．

1 アルケンの命名法

アルケンは炭素鎖のなかに二重結合（C＝C）をもつ炭化水素である.

A. 直鎖状アルケンの場合

同じ炭素数のアルカンの名称の語尾 –ane を –ene（エン）に変えて命名する. 例えばCが3個のアルカンは

$$CH_3-CH_2-CH_3 \quad プロパン (propane)$$

とよばれるが，Cが同じ3個のアルケンは

$$CH_3-CH=CH_2 \quad プロペン (propene)$$

となる.

炭素鎖にナンバリングする際には，二重結合の位置を示す番号ができるだけ小さくなるようにする. 例えば

$$\overset{5}{CH_3}-\overset{4}{CH_2}-\overset{3}{CH}=\overset{2}{CH}-\overset{1}{CH_3}$$

○ **2-ペンテン** × 2,3-ペンテン
　(2-pentene) 　(2,3-pentene)

二重結合の位置を示す番号は，2つの炭素につけられた番号をそれぞれ示すのではなく，小さい方の番号1つだけでよい.

B. 分岐状アルケンの場合

枝分かれしている場合は，分岐の位置を示す番号よりも二重結合の位置を示す番号が小さくなるようにする.

$$\overset{6}{CH_3}-\overset{5}{CH}-\overset{4}{CH_2}-\overset{3}{CH}=\overset{2}{CH}-\overset{1}{CH_3}$$
$$\quad\quad |$$
$$\quad\quad CH_3$$

○ **5-メチル-2-ヘキセン** × 2-メチル-4-ヘキセン
　(5-methyl-2-hexene) 　(2-methyl-4-hexene)

有機化学　33

2 幾何異性体

A. cis-trans 異性体

アルケンの2-ブテンを例にして説明する．炭素間二重結合に対して置換基である2個のメチル基が同じ側にある方を*cis*体，それに対して2個のメチル基が反対側にある方を*trans*体として区別する．

<table>
<tr><td>

H₃C　　CH₃
　＼＝／
　H　　H

シス-2-ブテン
(*cis*-2-butene)

</td><td>

H₃C　　H
　＼＝／
　H　　CH₃

トランス-2-ブテン
(*trans*-2-butene)

</td></tr>
</table>

B. E-Z 表示

IUPAC命名法では*cis-trans*表示ではなく，***E-Z*表示**を用いる．これは，炭素間二重結合上の置換基が4個とも異なる場合など，混同が起きるのを避けるためである．ここでは，二重結合の炭素上に水素原子が1個しかない2-クロロペンタ-2-エン[1]を例にして説明する．IUPAC命名法の優先規則として原子番号の大きい原子が優先される．二重結合がある2位の炭素上の置換基であるメチル基の炭素原子Cと塩素原子Clでは，原子番号の大きいClが優先される．また，3位の炭素上の置換基であるメチレン基の炭素原子Cと水素原子Hでは，原子番号の大きいCが優先される．

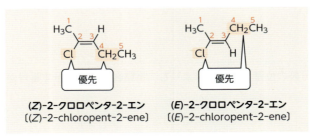

(*Z*)-2-クロロペンタ-2-エン
[(*Z*)-2-chloropent-2-ene]

(*E*)-2-クロロペンタ-2-エン
[(*E*)-2-chloropent-2-ene]

図の左側の場合，優先される原子のClとCは，二重結合に対して同じ側にあるので，ドイツ語の*Zusammen*（～とともにの意）の頭文字に由来する*Z*を用いて(*Z*)-2-クロロペンタ-2-エンと表示する．また図の右側の場合，優先される原子のClとCは，二重結合に対して反対側にあるので，ドイツ語の*Entgegen*（～と逆に，の意）の頭文字に由来する*E*を用いて(*E*)-2-クロロペンタ-2-エンと表示する．

---

[1] CAS (Chemical Abstracts) 命名法では2-クロロ-2-ペンテン (2-chloro-2-pentene) となり，IUPAC命名法とともに使用されている．

3 共役二重結合と孤立二重結合，ポリエン化合物

A. 共役二重結合と孤立二重結合

分子内に二重結合と単結合が1つおきにある場合の二重結合を**共役二重結合**といい，二重結合の間に単結合が2個以上ある場合の二重結合を**孤立二重結合**という．

共役二重結合について1,3-ブタジエンを例にして説明する．4つの各炭素原子にある$2p_z$電子が相互に作用してC1〜C4の分子全体にわたるπ軌道が広がる．このような結合が共役二重結合で孤立二重結合とは反応性が異なる（図1）．

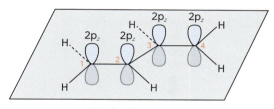

1,3-ブタジエン
(1,3-butadiene)

図1　共役二重結合

B. ポリエン化合物

バラの花やレモンバームの特徴的な香り成分の一種であるファルネソール，そしてトマトやスイカの赤い色素であるリコピンを例にして二重結合の特徴について述べる．植物体内で，5個の炭素からなり2個の二重結合をもつイソプレン（C5）を基本単位として結合したファルネソール（C15）とリコピン（C40）の構造を比較してみると，ファルネソールの3個の二重結合は共役していない孤立二重結合であるが，リコピンは多数の共役二重結合をもつ．このような化合物を**ポリエン**（polyene）**化合物**という（polyは多数の，eneは二重結合を意味する）．

また，共役系が長くなると，人間の目には色がついて見える．これは共役系の化合物が，可視領域（波長が約370〜800 nm[※2]）の光を吸収するためである．代表的なポリエン化合物である赤いトマトの色素リコピンや橙色をしたニンジンの色素β-カロテンなどを**カロテノイド**（carotenoid）という．β-カロテンやリコピンは，8個のイソプレン単位から植物体内で生合成[※3]される（p51 コラム参照）．植物由来のβ-カロテンをヒトを含む動物が摂取すると体内で酵素によって分解されてビタミンA_1を生成する．したがって，β-カロテンはビタミンA_1の原料といえるので，β-カロテンをビタミンA_1の前駆体，

[※2] 長さの単位nm（ナノメーター），1 nm = 10^{-9} m．また，可視領域の波長は個人差がある．
[※3] 生合成：生物体内で合成されることをいう．

またはプロビタミンA$_1$（provitamin A$_1$）※4という．カロテノイドのようなポリエン化合物では，炭素間の二重結合で酸素により酸化，分解されやすい．

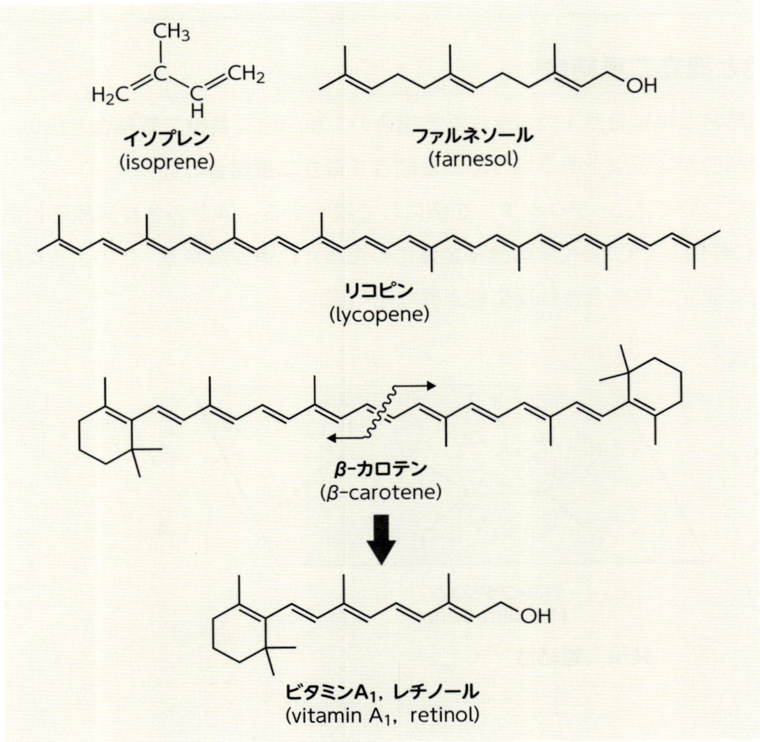
CH3
H2C
C
C
H
CH2
OH
イソプレン
(isoprene)
ファルネソール
(farnesol)
リコピン
(lycopene)
β-カロテン
(β-carotene)
OH
ビタミンA1，レチノール
(vitamin A1, retinol)

4 アルケンの化学的性質

A. 付加反応

アルケンの最も重要な化学的性質は付加反応を行うことである．プロペンに臭素（Br_2）を反応させると，二重結合の炭素にそれぞれ臭素が結合して1,2-ジブロモプロパンが生成する．臭素以外のハロゲン（F_2，Cl_2，I_2）でも同様の付加反応が起きる．

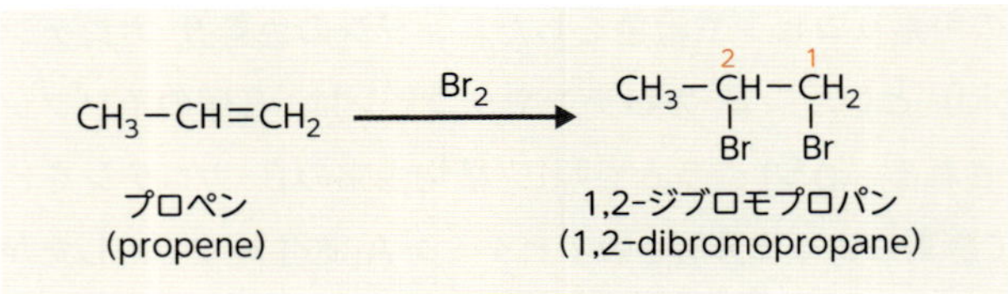
CH3−CH=CH2
Br2
CH3−CH−CH2
2
1
Br
Br
プロペン
(propene)
1,2-ジブロモプロパン
(1,2-dibromopropane)

※4　provitaminのpro-は“前の”という意味である．

プロペンに臭化水素（HBr）を反応させると，水素原子2個と結合した1位の炭素にさらに水素原子が結合し，2位の炭素に臭素原子が結合して2-ブロモプロパン（ⓐ）が生成する．しかし，1-ブロモプロパン（ⓑ）はほとんど生成しない．

すなわち二重結合において，より多くの水素原子と結合した炭素の方にさらに水素原子が結合し，他方の炭素原子に臭素原子が結合する．臭化水素以外のハロゲン化水素（HF, HCl, HI）でも同様の付加反応が起きる．このように付加反応の進行に選択性があるという経験則を発見したロシア人化学者の名前にちなんで**Markownikoff の法則**[※5]という．アルケンに対する水素の付加反応は，第7章4Bを参照．

発展　カルボニウムイオンの安定性から見たマルコフニコフの法則

プロペンに臭化水素（HBr）が付加する反応において，はじめにHBrがイオンに解離して生成するH⁺がπ電子の存在する二重結合を目がけて求電子攻撃をする．その結果，H⁺がプロペンの1位の炭素と結合するとイオンⓐが生成する．他方，H⁺がプロペンの2位の炭素と結合するとイオンⓑが生成する．炭素がプラス（＋）の電荷をもつⓐやⓑのようなイオンをカルボニウムイオンという．イオンⓐとⓑの安定性を比較すると，2つのメチル基で分岐している第二級（第4章3参照）のカルボニウムイオンⓐの方が，エチル基1つで電荷が局在している第一級のカルボニウムイオンⓑよりも化学的に安定である．その結果，イオンⓐが次の段階でBr⁻の求核攻撃（p66 第5章 発展 参照）を受けて2-ブロモプロパンが生成する．すなわち，マルコフニコフの法則が成立する．

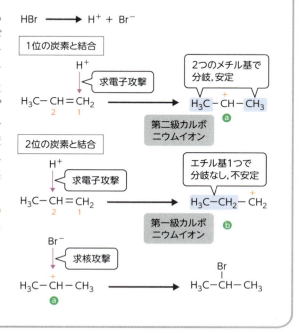

※5　Markovnikov とも書く．

B. アルケンの酸化反応

1) 過マンガン酸カリウムによる酸化

アルケンに過マンガン酸カリウム（$KMnO_4$）を反応させると不安定な中間体を経てグリコール（1,2-ジオール）を生成し，二酸化マンガン（MnO_2）の黒い沈殿が生じる．炭素原子とヒドロキシ基（－OH）の結合が矩形（▲）をしているのは，立体的に手前の方へ伸びていることをあらわしている．－OHは2つとも同じ側にあるのでシスジオール（*cis* diol）が生成することを示している．

2) オゾン酸化（オゾノリシス）

アルケンにオゾン（O_3）を反応させるとオゾニドという不安定な中間体を生成するが，亜鉛と水によって開裂し，**ケトン**や**アルデヒド**を生成する．オゾン酸化によって生成したケトンやアルデヒドを調べることによって，アルケンの二重結合の位置を決めることが可能である．

C. アルケンの還元反応：接触還元（水素添加）

アルケンの付加反応についてはすでに説明したが，触媒として白金（Pt），パラジウム（Pd），ニッケル（Ni）のいずれかを用いて水素を付加することを接触還元という（不飽和脂肪酸の接触還元については，**第7章**を参照）．

38　●　栄養科学イラストレイテッド

D. 重合反応

　スーパーマーケットなどでは，肉や魚の切り身を発泡スチロールのトレーに載せて販売している．発泡スチロールは，アルケンの一種であるスチレンを重合反応させることによって合成されたポリスチレンを加熱・融解した状態で空気を吹き込むことによって，発泡させてからトレーに成型されたものである．スチレンをモノマーまたは単量体といい，重合反応によって生成したポリスチレンは，**ポリマー**または**重合体**とよばれ，分子量が大きい**高分子化合物**である．

Column

光受容体ロドプシンのレチナール：シスとトランスの異性化

　人間の眼球の網膜には，明暗を認識する桿体細胞（rod）と色を認識する錐体細胞（cone）がある．桿体細胞にはロドプシン（rhodopsin）という物質があり，光受容体（光レセプター）として機能している．

　ロドプシンは，分子量が約40,000のタンパク質であるオプシン（opsin）とビタミンAの一種である11-シス-レチナール（11-*cis*-retinal）がシッフ塩基を形成して結合した分子である．

　ロドプシンの11-シス-レチナールが光を受容してオールトランス-レチナール（all *trans*-retinal）に異性化するとオプシンと結合できなくなる．すると，オールトランス-レチナールは細胞質中に移動して暗所で11-シス-レチナールに異性化し，再びオプシンと結合してロドプシンに戻る．

　なお，ビタミンAが欠乏すると夕方，暗くなってくると目が見えにくくなる夜盲症，いわゆる「鳥目」になる．

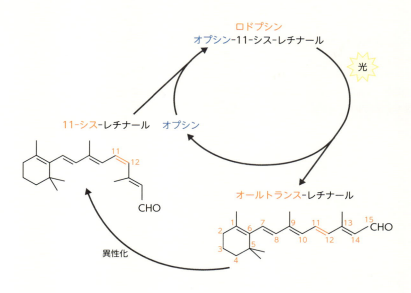

ビニル基

CH＝CH₂　　CH＝CH₂　　CH＝CH₂

＋　　　　＋　　　　＋　　-----

スチレン
(styrene)

－CH－CH₂－ CH－CH₂－ CH－CH₂－

ポリスチレン
(polystyrene)

　スチレンがもつアルケンの原子団を**ビニル基**（－CH＝CH₂）といい，プラスチックなどの合成原料となるモノマーにはビニル基をもつものが多い．

　エチレン，塩化ビニル，イソプレンを重合させると，それぞれポリエチレン，ポリ塩化ビニル，天然ゴムができる．また，四フッ化エチレンを重合させたポリマーがテフロンで，焦げつかないフライパンなどの樹脂加工に利用されている．しかし，一般にポリ塩化ビニルのようにハロゲン元素を含んだポリマーは，微生物が分解しにくい**難分解性ポリマー**といわれ，ビニル袋などの残存，散乱が環境問題になっている．そこで，最近は乳酸を重合させてできるポリ乳酸のように微生物が分解できる高分子化合物である**生分解性ポリマー**の研究が活発になっている．また，微小プラスチックの粒子であるマイクロプラスチックが，海洋環境の悪化原因となり，プラスチックゴミを抑制する国際的な取り組みが急務となっている．

参考図書

1）「大学生の有機化学」（大野惇吉／著），三共出版，2002
2）「有機化学　基礎の基礎」（山本嘉則／編著），化学同人，1997
3）「生命科学のための有機化学Ⅰ」（原田義也／著），東京大学出版会，2004
4）「有機化学　ライフサイエンスの基礎」（中谷延二／著），培風館，1983
5）「有機化学用語事典」（古賀　元，他／著），朝倉書店，1990

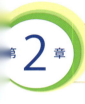

練習問題

Q1 次の化合物をIUPAC命名法にしたがって命名しなさい．

$$CH_3-CH=CH-CH_2-CH{<}^{CH_3}_{CH_3}$$

Q2 （*E*）-3-ブロモヘプタ-3-エン〔(*E*)-3-bromohept-3-ene〕の構造式を書きなさい．

Q3 ①と②の反応生成物を書きなさい．

①
$$\underset{H_3C}{\overset{H_3C-H_2C}{>}}C=CH-CH_3 \xrightarrow{HCl} [\qquad]$$

②
$$\underset{H_3C}{\overset{H_3C-H_2C}{>}}C=CH-CH_3 \xrightarrow[\text{(2) Zn, H}_2\text{O}]{\text{(1) O}_3} [\qquad] + [\qquad]$$

Q4 9,13-ジシス-レチナール（9,13-di*cis*-retinal）の構造式を書きなさい（p39 コラム 参照）．

解答＆解説

A1　5-メチル-2-ヘキサン（5-methyl-2-hexene）

A2

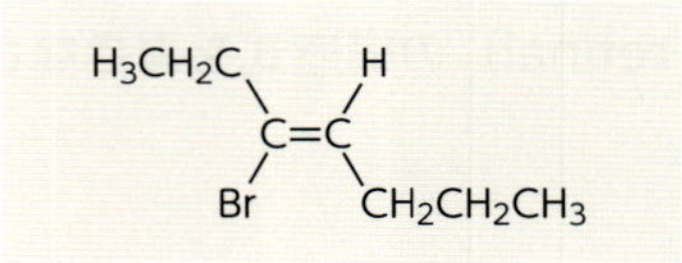

$$H_3CH_2C \quad H$$
$$C=C$$
$$Br \quad CH_2CH_2CH_3$$

A3　①

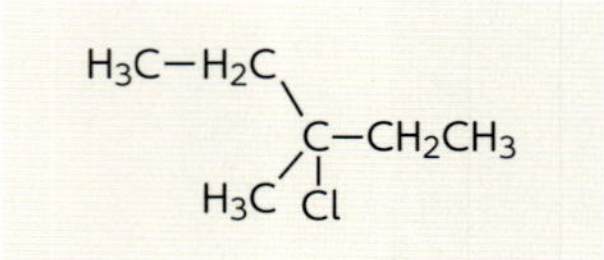

$$H_3C-H_2C$$
$$C-CH_2CH_3$$
$$H_3C \quad Cl$$

②

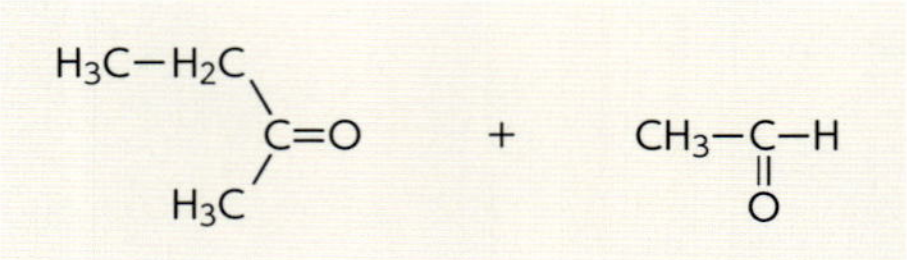

$$H_3C-H_2C$$
$$C=O \quad + \quad CH_3-C-H$$
$$H_3C \qquad\qquad\qquad O$$

A4

42　● 栄養科学イラストレイテッド

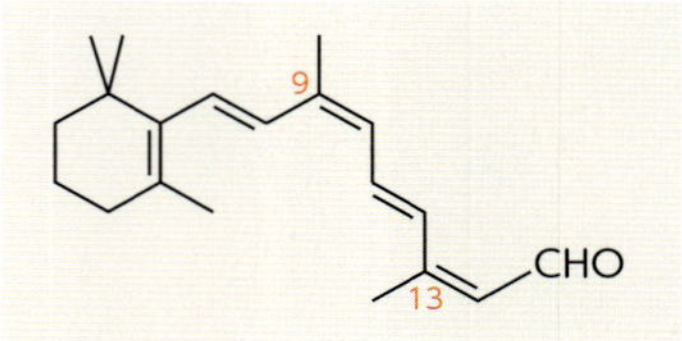

第I部　原子・分子から炭素化合物の化学へ

3章 シクロアルカン, シクロアルケン

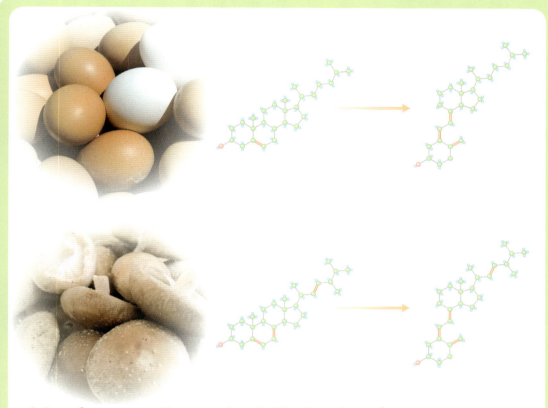

体内で重要な働きをする環状の炭化水素もある

ヒトの生体成分としてよく知られているコレステロールは，環状の炭化水素であるシクロアルカン3個と六角形の中に二重結合が1つあるシクロアルケン1個からなる四環性のステロイド炭素骨格をもつ．コレステロールから骨の代謝に関係するビタミンD_3がつくられる．また，シイタケなどのキノコに含まれるエルゴステロールは，骨の代謝に関係するプロビタミンD_2である．コレステロールは人体にとって重要な働きをしているが，一方では二重結合付近で酸化されて生じる酸化コレステロールは，循環器系疾患の原因となる．第3章では，人体で重要な働きをしているシクロアルカンやシクロアルケンについて学ぼう．

1 シクロアルカンとは

環状の脂肪族炭化水素を**シクロアルカン**という．シクロアルカンの名称は，IUPAC命名法では，炭素数が同じアルカンの名称の前に環状をあらわすシクロ（cyclo–）をつける．例えば炭素数が3，4，5，6個のシクロアルカンはシクロプロパン，シクロブタン，シクロペンタン，シクロヘキサンである．

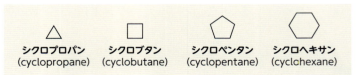

置換基のある場合は，置換基の位置を示す番号が小さくなるようにナンバリングをする（**2**を参照）．

天然有機化合物の部分構造としてよくみられるシクロヘキサンについて説明する．シクロヘキサンは，**いす形**と**舟形**の2種類の立体構造（**立体配座**）をとりうるが，いす形の方がエネルギー的に安定である．以下に示したいす形のシクロヘキサンにおいて，C−Hの結合を立体的にあらわすと，環に対して垂直な向きに炭素と結合している水素を**アキシャル水素**，環に対してほぼ水平な向きに炭素と結合している水素を**エカトリアル水素**という[※1]．

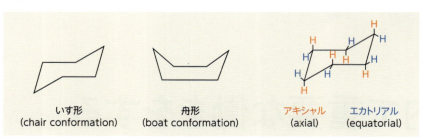

2 シクロアルケンの命名法

二重結合（C＝C）をもつシクロアルカンを**シクロアルケン**とよぶ．炭素数が4，5，6個のシクロアルケンはシクロブテン，シクロペンテン，シクロヘキセンである．また，炭素数が6個で二重結合が2つ共役した**ジエン**（diene）は，1,3-シクロヘキサジエンである．

※1 アキシャルは軸方向の，エカトリアルは赤道の，という意味である．

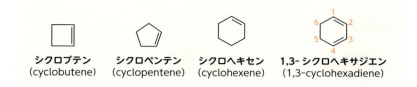

次の化合物の命名について説明する．

基幹名は炭素6個の環状のアルケンであるから環状をあらわすシクロ（cyclo）を用いてシクロヘキセン（cyclohexene）である．ナンバリングは二重結合の一方の炭素から他方の炭素へ順につける．この際に，置換基の位置を示す番号が小さくなるようにする．また，置換基の名称がアルファベット順になるようにするのが原則であるが，二重結合の位置を示す番号が小さくなることを優先する．

○ 1-メチル-3-エチルシクロヘキセン
(1-methyl-3-ethylcyclohexene)

× 1-エチル-3-メチル-2-シクロヘキセン
(1-ethyl-3-methyl-2-cyclohexene)

3 食品成分としてのシクロアルカン，シクロアルケン

食品に関連する身近なシクロアルカン，シクロアルケンの例をあげておく．セロリの香り成分β-セリネン，ハッカの香気成分メントール，レモンなど柑橘類の香り成分α-ビサボレン，ビールの香り・苦味づけに使われるホップの成分フムレン[※2]などがある．

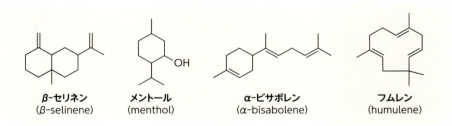

β-セリネン
(β-selinene)

メントール
(menthol)

α-ビサボレン
(α-bisabolene)

フムレン
(humulene)

メントールは炭素数10個からなるモノテルペン，β-セリネン，α-ビサボレン，フムレンは炭素数15個からなるセスキテルペンである（テルペンについてはp51 コラム参照）．

※2 ただし，ビールの苦味成分は発酵過程でフムレンから生成するイソフムロンである．

4 シクロアルカン，シクロアルケンの反応

　シクロアルカン，シクロアルケンの反応はそれぞれアルカン，アルケンと同様の反応を行う．アルケンは付加反応をすることは先に述べたが，これに関連してシクロアルカン，シクロアルケンを生成する反応の例をあげる．

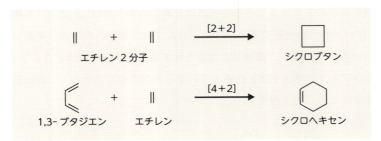

　矢印の上の［2＋2］はエチレンの2個のπ電子がもう1つのエチレン分子がもつ2個のπ電子と反応して環状構造のシクロブタンが生成することを示す．［4＋2］は1,3-ブタジエンの4個のπ電子がエチレンの2個のπ電子と反応して環化し，シクロヘキセンが生成することを示す．以上のような反応を**環化付加反応**[※3]という．

参考図書
1）「大学生の有機化学」（大野惇吉／著），三共出版，2002
2）「有機化学　基礎の基礎」（山本嘉則／編著），化学同人，1997
3）「生命科学のための有機化学Ｉ」（原田義也／著），東京大学出版会，2004
4）「有機化学　ライフサイエンスの基礎」（中谷延二／著），培風館，1983
5）「有機化学用語事典」（古賀　元，他／著），朝倉書店，1990

※3　この環化付加反応はペリ環状反応とよばれる（詳細は他書にゆずる）．

第3章 練習問題

Q1 柑橘類に含まれる香気成分の一種であるリモネン 1.0 mol が十分な量の臭素*と付加反応をして飽和になると質量は何 g になるか求めなさい．原子量は H = 1.0, C = 12.0, Br = 79.9 を用いなさい．

*USDA公定法による柑橘精油定量法では，臭素酸と臭素酸カリウムの混合溶液を用いる

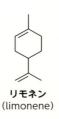

リモネン
(limonene)

解答＆解説

A1 456 g

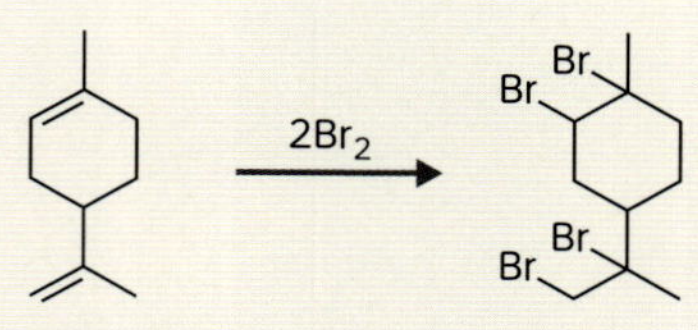

$2Br_2$

1.0 mol

$C_{10}H_{16} = 136$

1.0 mol

$C_{10}H_{16}Br_4 = 455.6$
456 (g)

第Ⅱ部

有機化合物の性質は官能基の働きによって決まる

第Ⅱ部　有機化合物の性質は官能基の働きによって決まる

はじめに

　初対面の人の顔立ちや容姿をみても，その人の性格などはわからないのではないだろうか．ところが有機化合物は，その分子の構造，とりわけ分子がもっている官能基をみれば，どのような理化学的性質があり，どのような反応をするのか見当をつけることができる．したがって有機化合物の性質を理解するためには，官能基の性質や反応性について理解することが必要になる．第Ⅱ部では，さまざまな官能基や結合がもつ性質について各論的に学ぶ．このなかで，アルデヒド（R－CHO），ケトン（R－CO－R′），カルボン酸（R－COOH），エステル（R－COO－R′），アミド（R－CONH－R′）に共通した官能基がカルボニル基（C＝O）であることから，これらを一括してカルボニル化合物とよぶ．電気陰性度はOの方がCよりも大きいために（本書表紙の裏，**ポーリングが提唱した電気陰性度**参照），C＝Oでは電子がOの方へ引き寄せられてOがδ^-にCがδ^+に分極する．この分極によってこれらカルボニル化合物に共通の反応性（反応の立ち上がり）がみられるといってよい．官能基の種類による極性の大小を**表1**に示す．第Ⅱ部では，有機化合物の構造の多様性と同時に官能基に由来した反応の原理と機構（反応のメカニズム）について学ぶ.

表1　官能基の極性

官能基		極性*
アルカン	C_nH_{2n+2}	小（無）
ハロゲン化アルキル	R－X	
エーテル	R－O－R′	
エステル	R－COO－R′	
ケトン	R－CO－R′	
アルデヒド	R－CHO	
アミド	R－CONH－R′	
アミン	NRR′R″	
アルコール	R－OH	
フェノール	Ar－OH	
カルボン酸	R－COOH	大

Rはアルキル基，Arは芳香環.
*電気陰性度の差による分子分極に基づく.

50　● 栄養科学イラストレイテッド

Column

官能基の種類によって香りが多様なテルペン

　一般に，植物を加熱や水蒸気蒸留することによって揮発性の香気成分が得られ，これを精油（essential oil）とよんでいる．精油は化粧品や食品用の香料として用いられ，テルペン類化合物が含まれている．テルペンは，植物体内で炭素数が6個のメバロン酸を中間体として生合成される．メバロン酸のカルボキシ基が二酸化炭素として脱離（脱炭酸）して炭素数が5個の2-メチル-1,3-ブタジエン，即ちイソプレンが生成する．イソプレンが1つの単位となって，積み木のように組合わされ，炭素数が5の倍数であるさまざまな化合物（イソプレノイド）が生物の体内，特に植物体内でつくられる．C10がモノテルペン，C15がセスキテルペン，C20がジテルペン，C25がセスタテルペン，C30がトリテルペンに分類される．このなかで，モノテルペンとセスキテルペンは，分子量が小さく揮発性があり，香気成分として重要な化合物が多い．「香り」というものは一般に多数の香気成分の複雑な混合物としてわれわれはにおいを嗅いでいるのだが，香りを

認識するうえで特になくてはならない特徴的な成分を鍵化合物（key compound）という．ここで例にあげた香気成分は，混合物のなかの鍵化合物といってよいような代表的な化合物としてとらえてほしい．ゲラニオールは，バラの代表的な香り成分のモノテルペンである．官能基は末端にあるヒドロキシ基で一種のアルコールである．l-メントールは薄荷，ペリラアルデヒドは紫蘇，l-カルボンはスペアミントの香気成分でいずれも環状のモノテルペンである．官能基によって，それぞれアルコール，アルデヒド，ケトンに分類される．ヌートカトンは，グレープフルーツの香気成分でケトン基をもつセスキテルペンである．また，ポリゴジアールは刺身のつまなどに用いられるタデ（"蓼食う虫も好き好き"のタデ）に含まれる辛味成分で，アルデヒド基が2つあるセスキテルペンである．このようにテルペンは，食べ物の香りや味に関係する多様な化合物があり，また分子内にある官能基によって特徴的な性質をもっている．

メバロン酸
(mevalonic acid)

2-メチル-1,3-ブタジエン
(2-methyl-1,3-butadiene)
イソプレン
(isoprene)

ゲラニオール
(geraniol)

l-メントール
(l-menthol)

ペリルアルデヒド
(perillaldehyde)

l-カルボン
(l-carvone)

ヌートカトン
(nootkatone)

ポリゴジアール
(polygodial)

有機化学　51

第Ⅱ部　有機化合物の性質は官能基の働きによって決まる

第4章　アルコールとエーテル

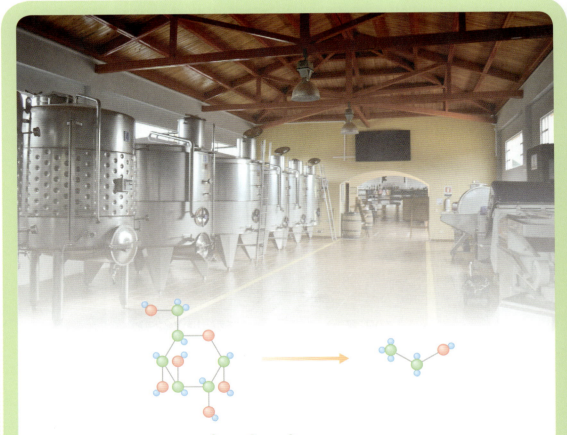

嗜好品？ 食中毒？
身の回りのアルコールとエーテル

ワインやビール，日本酒などは総じて"アルコール飲料"とよばれ，われわれの食生活では嗜好品としてのかかわりが大きい．これらの飲料にはアルコールの一種であるエタノールが含まれる．エタノールは，ブドウ糖（グルコース）を原料として，微生物である酵母による発酵で生成されるため，これらのアルコール飲料のほかに酵母を用いる食品，例えば醤油などにも微量ながらエタノールが含まれている．第4章ではアルコールと，アルコールと構造が似ているエーテルについて，その基本構造と特性，食品成分としての種類について学ぼう．

§1 アルコール

1 アルコールの命名法

炭化水素に−OH〔**ヒドロキシ基**（hydroxy）またはヒドロキシル基（hydroxyl），水酸基〕が結合した化合物である．IUPAC命名法ではアルカンやアルケン名称の語尾 -ane，-eneからeをとって語尾を-ol（オール）にする．慣用名では，アルキル基の名称にアルコール（alcohol）をつけて表示される．エタノールはエチルアルコールである．

$$CH_3-CH_2-OH$$

エタノール
（ethanol）
エチルアルコール
（ethyl alcohol）

A. 炭化水素部分が直鎖状の場合

直鎖上の炭化水素を構造に含むアルコールの場合，ヒドロキシ基が結合する炭素から順にナンバリングする．ヒドロキシ基で置換されている炭素が1位の場合，1- が省略されることが多い．また，ヒドロキシ基で置換されている炭素の番号が小さくなるようにナンバリングする．

$$\overset{4}{C}H_3-\overset{3}{C}H_2-\overset{2}{C}H_2-\overset{1}{C}H_2-OH \quad (1-)ブタノール(butanol)$$
またはn-ブタノール(n-butanol)

$$\overset{4}{\underset{1}{C}}H_3-\overset{3}{\underset{2}{C}}H-\overset{2}{\underset{3}{C}}H_2-\overset{1}{\underset{4}{C}}H_3$$
$$\quad\quad\quad |$$
$$\quad\quad\, OH$$

○ 2-ブタノール(2-butanol)
× 3-ブタノール

B. 炭化水素部分が分岐状であったり，二重結合を含む場合

ヒドロキシ基がアルキル基や二重結合より優先されるため，アルカンの場合と同様に，まず一番長い炭素鎖を見つけ，ヒドロキシ基で置換されている炭素の番号が小さくなるようにナンバリングする．それに合わせて分岐部分のアルキル基や二重結合の位置を示す．

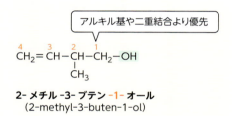

2-メチル-3-ブテン-1-オール
(2-methyl-3-buten-1-ol)

C. 環状アルコールの場合

シクロアルカン名の語尾の e を -ol に置き換える．置換基がヒドロキシ基1つの場合は，位置を示す番号は必要ない．

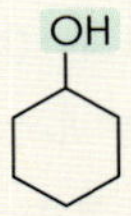

○ **シクロヘキサノール**
(cyclohexanol)

× シクロヘキサン -1- オール
(cyclohexan-1-ol)

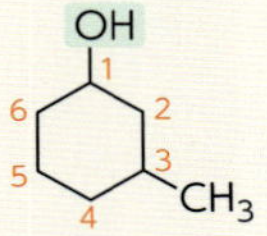

3- メチルシクロヘキサノール
(3-methylcyclohexanol)

D. 多価アルコールの場合

ヒドロキシ基を2個含む二価のアルコールは**ジオール**（diol），3個含む三価のアルコールは**トリオール**（triol）とよぶ．ヒドロキシ基が結合する炭素の番号が小さくなるように端からナンバリングし，2個のヒドロキシ基が結合する炭素の位置を示す．ヒドロキシ基を置換基として表記することもある．

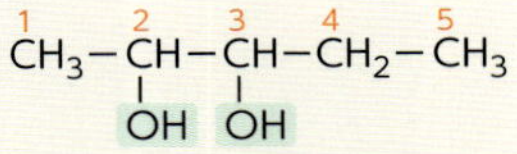

2,3-ペンタンジオール
(2,3-pentanediol)
2,3-ジヒドロキシペンタン
(2,3-dihydroxypentane)

二価のアルコールの場合は，語尾にグリコール（glycol）をつける命名法もある．エチレングリコールは甘味があるが，有毒であるため食品に使用することは禁じられている．

$HO-CH_2-CH_2-OH$

エチレングリコール
(ethylene glycol)

2 アルコールの化学的性質

ヒドロキシ基では，酸素原子の電気陰性度が大きいため，分子内で電子密度の偏りが生じ，分子の分極が大きい状態となっている（**極性が高い**という）．

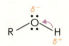

水分子も同じように分子の分極が起こっている．そのため，ヒドロキシ基の水素は電子密度が小さくなっており，水分子の酸素と水素結合しやすい（図1）．結果として，ヒドロキシ基の数が多い分子ほど水に溶けやすいという性質をもつ．また，同じ炭素数のアルカンより沸点がはるかに高くなる性質をもつ（エタンの沸点：−89℃，エタノールの沸点：78℃）．

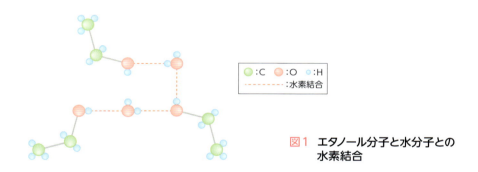

図1 エタノール分子と水分子との水素結合

一方，アルコール分子の炭素鎖の部分は極性をもたない．炭素鎖の炭素数が大きくなるほど炭素鎖の性質が強くなり，水に溶けにくくなる（図2）．

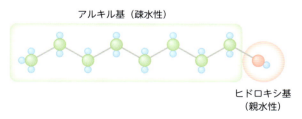

図2 アルコールの疎水性基と親水性基

なお，ベンゼン環にヒドロキシ基が結合したフェノールは，化学的性質が異なるため，アルコールとは区別されている（第10章 §2 参照）．

3　アルコールの分類

　1つのヒドロキシ基をもつ場合，結合している炭素上の炭化水素置換基（アルキル基）の数によってアルコールは分類される．ヒドロキシ基が結合している炭素上の炭化水素置換基が1つの場合，**第一級**（primary）**アルコール**，2つの場合，**第二級**（secondary）**アルコール**，3つの場合，**第三級**（tertiary）**アルコール**となる．

$$
\begin{array}{ccc}
\overset{\displaystyle H}{\underset{\displaystyle H}{R-C-OH}} & \overset{\displaystyle R'}{\underset{\displaystyle H}{R-C-OH}} & \overset{\displaystyle R'}{\underset{\displaystyle R''}{R-C-OH}} \\
\text{第一級アルコール} & \text{第二級アルコール} & \text{第三級アルコール}
\end{array}
$$

4　アルコールの反応

A. 脱水

　アルコールは，水分子が脱離する脱水反応によって**エーテル**または**アルケン**を生成する．エタノールの場合，濃硫酸存在下で130〜140℃に加熱すると分子間脱水（縮合反応）が起こりエーテルが生成し，160〜170℃に加熱すると分子内脱水が起こりエチレンが生成する．

$$
CH_3-CH_2-OH + H_2SO_4
$$

エタノール
(ethanol)

130〜140℃　2分子　**分子間脱水** →
$CH_3-CH_2-O-CH_2-CH_3$
ジエチルエーテル
(diethylether)

160〜170℃　**分子内脱水** →
$CH_2=CH_2$
エチレン
(ethylene)

B. 酸化

　第一級アルコール，第二級アルコールは過マンガン酸カリウム（$KMnO_4$）やニクロム酸カリウム（$K_2Cr_2O_7$）などの酸化剤で処理されるとそれぞれ**アルデヒド**，**ケトン**となる．この反応は生体内でも酵素によって起こる重要な代謝であるといえる．

第一級アルコールはアルデヒドを経てカルボン酸まで酸化されるが，第二級アルコール
は通常，酸化されるとケトンで停止する．

$$R-\underset{\underset{H}{|}}{\overset{\overset{H}{|}}{C}}-OH \xrightarrow[\text{[O]}]{\text{酸化}} R-\overset{\overset{H}{|}}{C}=O \xrightarrow[\text{[O]}]{\text{酸化}} R-\underset{\underset{O}{\|}}{C}-OH$$

第一級アルコール　　　　　　アルデヒド　　　　　　カルボン酸

$$R-\underset{\underset{H}{|}}{\overset{\overset{R'}{|}}{C}}-OH \xrightarrow[\text{[O]}]{\text{酸化}} R-\overset{\overset{R'}{|}}{C}=O$$

第二級アルコール　　　　　　ケトン

C. 燃焼

アルコールは燃えやすい性質があり，燃料として用いられている．燃焼によって酸素と
反応し，完全燃焼すると**二酸化炭素**と**水**を生成する．

$$2CH_3-OH \; + \; 3O_2 \longrightarrow 2CO_2 \; + \; 4H_2O$$
メタノール
(methanol)

$$CH_3-CH_2-OH \; + \; 3O_2 \longrightarrow 2CO_2 \; + \; 3H_2O$$
エタノール
(ethanol)

5 食品に含まれるアルコール

食品中に最も多く含まれるアルコールはエタノールである．酒の成分であるエタノール
は，グルコースから酵母を主とした微生物の働きで生成する．また，エタノールは殺菌効
果があるので，消毒など食品衛生用品としてもよく利用されている．

食品や生体を構成する脂質の多くは，グリセリン（グリセロール）の3つのヒドロキシ
基に3分子の脂肪酸がエステル結合している．脂質代謝において，脂肪酸が部分的に加水
分解され，体内に吸収される．グリセリンは粘性のある液体で，水に溶けやすい．保湿効
果があり，食品や化粧品，医薬品の添加物としても使用されている．

有機化学　57

栄養素でもヒドロキシ基を含み，アルコールに分類されるものも多い．ビタミンＡはレチノールとよばれる物質であるし，ビタミンＤのカルシフェロール（calciferol）や，卵黄などに含まれるコレステロールもアルコールに由来した物質名（語尾が-ol）となっている．ただし，これらの成分は前述したとおり，ヒドロキシ基以外の炭化水素部分が大きいため，疎水性を示す．

グリセリン
(glycerin)
グリセロール
(glycerol)

レチノール
(retinol)

コレステロール
(cholesterol)

Column

ライナス・ポーリング：二度のノーベル賞

Linus Carl Pauling（1901-1994）は，アメリカオレゴン州出身の科学者の一人である．彼の偉大な功績は化学にとどまらず，現在の分子生物学の礎を築き，さらには彼は栄養学にも通ずる科学者でもあった．現代に通じる彼の功績は主に4つに分けられるであろう．

もともとは理論化学分野の研究者であったが，実用的な化学をめざし流体力学を化学へ適用した研究者であった．共有結合における原子の混成軌道の概念，原子価結合法や部分的イオン性，電気陰性度の概念など現代化学の教科書では不可欠な多くの成果を生み出した．その成果が結実し1954年に「化学結合の本性，ならびに複雑な分子の構造研究」によってノーベル化学賞を受賞している．

彼はまた，生体分子の形や大きさにも興味をもち，タンパク質分子はらせん状でありその形を安定させているのは水素結合であること（αヘリックス，β構造の概念），それが切れると分子の配列が乱れ，タンパク質が変化することを論じた．さらには，遺伝子の本体であるDNA分子の構造解明にも取り組み，ワトソンとクリックには遅れをとったが，水素結合によるらせん構造の維持，構造の相補性という概念はポーリングのアイデアに基づくといわれている．さらには，ヘモグロビンは酸素と共有結合することや，貧血をもたらす鎌状

赤血球はヘモグロビンの構造変化が遺伝的に起こったものであることを発見し，生化学，分子生物学分野における貢献も大きかった．

ポーリングは平和主義者でもあった．特に第二次世界大戦において日本に原爆が投下されて以来，放射性降下物が突然変異を引き起こす可能性を訴え，科学者は研究のみならず社会的責任も自覚しなければならないという考えのもと，反核運動に専心した．その努力は実を結び，アメリカと旧ソ連政府が部分的核実験停止条約の調印，発効がなされ，1963年にノーベル平和賞が授与された．

さらに晩年のポーリングは，ビタミンCの大量摂取が健康を増進し，老化を防ぐと考えた．自ら3,000 mgものビタミンCを毎日摂取し，風邪をひく回数が激減したことによってその効果を証明しようとした．またビタミンCの大量投与ががんに効くとも主張した．当時の栄養学，医学，科学界では認められなかったが，現在ではビタミンCの抗酸化性などの機能効用については誰もが知るとおりである．ポーリングは，現代の栄養学においてビタミンCの疾病予防のためのサプリメントとしての価値を見出した研究者といえよう．

ポーリングは1994年に93歳で他界したが，その生き様そのものが輝かしい功績であったといえる．

58　●　栄養科学イラストレイテッド

§2 エーテル

1 エーテルの命名法

エーテルとは，ヒドロキシ基の水素（H）がアルキル基で置換された構造で，R－O－R′を**エーテル結合**という．命名法では慣用名がよく使われ，酸素（O）を挟んだ2つのアルキル基の名前の後にエーテルとつける．ただし，2つのアルキル基は頭文字のアルファベット順（若い順）に並べて末尾をエーテルにする．

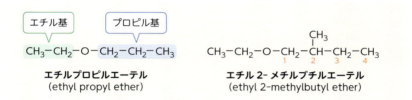

酸素原子を挟んだ片方がメチル基の場合（－O－CH$_3$），これは**メトキシ基**とよばれる．この場合，メトキシを接頭語として命名する．

CH$_3$－O－CH$_2$－CH$_2$－CH$_2$－CH$_3$
ブチルメチルエーテル
(butyl methyl ether)
メトキシブタン
(methoxybutane)

メトキシベンゼン
(methoxybenzene)

慣用名はアニソール（anisole）でアニスの実の香り

2 エーテルの化学的性質

エーテルは，アルコールと異なり，ヒドロキシ基をもたないため，水分子と水素結合することができない．そのため，アルコールに比べると水に溶けにくく，アルカンなどの有機溶媒と混合しやすい性質をもつ．また，古くは，外科手術の際，吸入麻酔剤としても用いられてきた．

最も身近なエーテルは，ジエチルエーテルであり，単にエーテルとよばれることが多い．低沸点（34.5℃）で揮発しやすく，化学実験の有機溶媒としてよく用いられている．食品や栄養に関する実験でも，脂質や脂溶性成分の抽出，香気成分の抽出などで汎用されている溶媒である．ただし，ジエチルエーテルは引火性が高く，燃えやすい溶媒である．

また，酸素と反応して酸化されやすく，濃縮して煮つめると爆発性のある過酸化物を生成するため，市販のジエチルエーテルには抗酸化物質があらかじめ添加されている．

$$CH_3-CH_2-O-CH_2-CH_3$$ **ジエチルエーテル**
(diethyl ether)

3 ポリエーテル化合物と食中毒

多数のエーテル結合をもつ環状化合物を**ポリエーテル化合物**という．脂溶性のポリエーテル化合物であるオカダ酸，ジノフィシストキシン-1は，食中毒を引き起こす下痢性貝毒である．

下痢性貝毒の原因生物としては，渦鞭毛藻のジノフィシス（*Dinophysis*）属とプロロセントラム（*Prorocentrum*）属が知られている．日本で毒化が報告されている二枚貝類は，ムラサキイガイ，ホタテガイ，アカザラガイ，アサリ，イガイ，イタヤガイ，コタマガイ，チョウセンハマグリ，マガキなどで，なかでもムラサキイガイの毒化例が多く毒性が強い．

下痢性貝毒による主な中毒症状は消化器系の障害で，下痢，悪心，嘔吐，腹痛が顕著であり，症状は食後30分から4時間以内の短時間で現れる．通常は3日以内に回復し，死亡例はない．

オカダ酸（アンモニウム塩）
(okadaic acid)

第4章 練習問題

Q1 次の化合物をIUPAC命名法にしたがって命名しなさい．

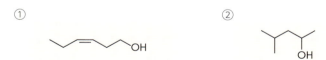

Q2 次のアルコールが分子内および分子間脱水反応したときの構造式をそれぞれ書きなさい．

CH₃–CH₂–CH–CH₃
         |
         OH

Q3 次の化合物が酸化されたときの構造式を書き，IUPAC命名法にしたがって命名しなさい．

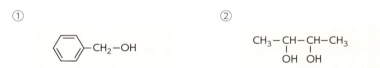

Q4 次の化合物が加水分解されたときの分解物の構造式を書き，IUPAC命名法にしたがって命名しなさい．

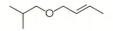

Q5 マツタケとシイタケ特有の香気成分である1-オクテン-3-オール（1-octen-3-ol）の構造式を書きなさい．

解答&解説

A1　① シス-3-ヘキセン-1-オール（*cis*-3-hexen-1-ol）　または
　　　（*Z*）-3-ヘキセン-1-オール〔（*Z*）-3-hexen-1-ol〕
② 4-メチルペンタン-2-オール（4-methylpentan-2-ol）

A2

$$CH_3-CH=CH-CH_3$$

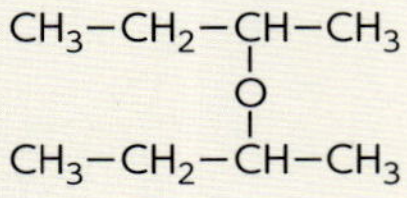

$$CH_3-CH_2-CH-CH_3$$
$$O$$
$$CH_3-CH_2-CH-CH_3$$

A3　① ベンズアルデヒド（benzaldehyde）

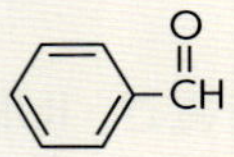

② 2,3-ブタンジオン（2,3-butanedione）

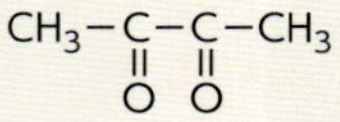

$$CH_3-C-C-CH_3$$
$$O\ \ O$$

A4　2-メチル-1-プロパノール（2-methyl-1-propanol）

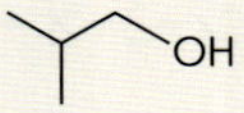

2-ブテン-1-オール（2-buten-1-ol）

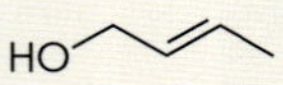

A5

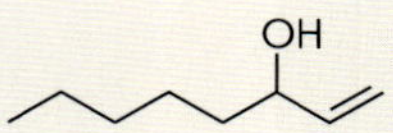

62　● 栄養科学イラストレイテッド

第Ⅱ部　有機化合物の性質は官能基の働きによって決まる

5章　アルデヒド

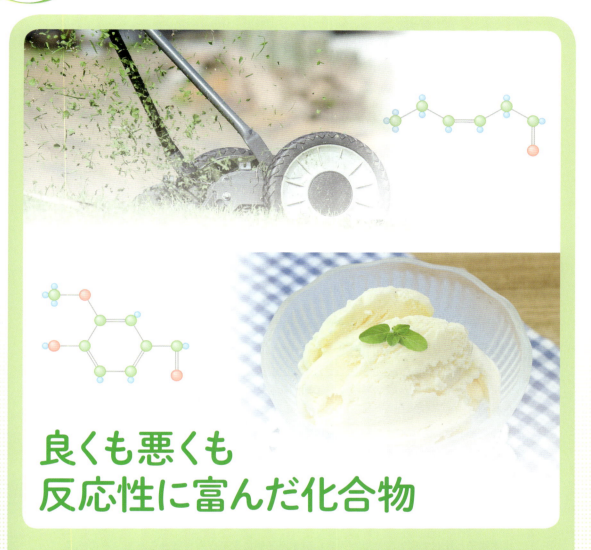

良くも悪くも反応性に富んだ化合物

　アルデヒドは，芳香成分，毒性成分，機能性成分としてわれわれの体と反応しやすい成分である．草を刈った直後の若々しい緑の香りは，ヘキサナールなどのアルデヒドがもつ香気の特徴である．また，お菓子でよく使われるバニラの甘い香りはバニラ豆が発酵したときにできるバニリンというアルデヒドによる．一方，大人がお酒を飲んで，すなわちエタノールを摂取したとき，体内に吸収されると酵素の働きでアセトアルデヒドを経てすみやかに酢酸に代謝される．しかしお酒に弱い人は血中に有害なアセトアルデヒドを蓄積し，頭痛や二日酔いの原因となる．第5章では，食品に含まれるアルデヒドとその特性について学ぼう．

有機化学　63

1 アルデヒドの命名法

　アルデヒドは，第一級アルコールが酸化されたもので，アルデヒド基（-CHO）を構造上にもち，炭素数が同じアルカン，アルケンの語尾-ane，-eneからeをとって語尾を-al（アール）にする．慣用的に炭素数が1および2個のアルデヒドは，それぞれホルムアルデヒド，アセトアルデヒドとよぶ．IUPAC命名法では，ホルムアルデヒドをメタナール，アセトアルデヒドをエタナールという．置換基がある場合は，**カルボニル炭素**を1位にしてナンバリングする．

```
    H–C–H              CH₃–C–H            CH₃–CH₂–CH–C–H
      ‖                    ‖                4   3   2  1 ‖
      O                    O                   CH₃      O
    メタナール            エタナール         2-メチルブタナール
    (methanal)           (ethanal)         (2-methylbutanal)
  ホルムアルデヒド      アセトアルデヒド
  (formaldehyde)        (acetaldehyde)
```
（カルボニル炭素）

2 アルデヒドの化学的性質

　アルデヒドやケトン，酸やエステルなど，構造上に 〉C＝O をもつ化合物を**カルボニル化合物**という．

　アルデヒドは，**カルボニル基**で分極しているため，アルコールほどではないが，比較的**極性が高く**，低分子のアルデヒドは，水分子と水素結合するので**水溶性**である．

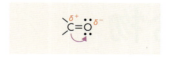

　炭素原子と比べて電気陰性度が大きい酸素原子側に電子が引き寄せられる．その結果，酸素原子はδ⁻に，炭素原子はδ⁺に分極している．

　多くのアルデヒドは**独特のにおい**をもち，低分子のアルデヒド（ホルムアルデヒドやアセトアルデヒドなど）は，**毒性が強い**．アルデヒドは空気酸化されやすい不安定な物質であることが多く，密閉した容器内で空気を窒素ガスと置換して保存することが多い．

A. 還元性

　アルデヒド基は自身が酸化されやすいため，還元性を示す．**銀鏡反応**では，以下のよう

な反応でアルデヒドが存在すると Ag⁺ が Ag に還元され，試験管の壁面に付着して鏡のようになる．

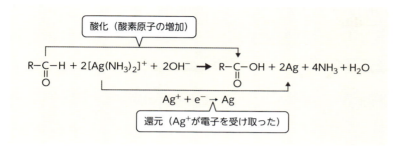

B. アルデヒドの酸化

アルデヒドは，酸化剤の存在下で酸化されると，**カルボン酸**になる．アルデヒド基の水素原子がヒドロキシ基（−OH）に置換される．例えば，アセトアルデヒドが酸化されると酢酸になる．この反応は生体内でも酵素的に起こる（第14章参照）．

CH₃−C−H 酸化〔O〕→ CH₃−C−OH
   ‖   ‖
   O   O
アセトアルデヒド   酢酸
(acetaldehyde)   (acetic acid)

C. アルデヒド・ケトンとアルコールの反応：ヘミアセタール，アセタールと糖の構造

アルデヒドやケトンのカルボニル基の炭素原子は分極により正の電荷（$δ^+$）をもっており，酸（H⁺）触媒の存在下でアルコールの非共有電子対をもつ酸素原子と反応する．その結果，**ヘミアセタール**，さらにもう1分子のアルコールと反応して**アセタール**を生成する．

グルコースやガラクトースは，水中ではほとんどが環状構造（**Haworth の式**）で存在するが，ほんの一部は鎖状構造（**Fischer の式**）で存在する（ハワースの式，フィッシャーの式については第11章参照）．また，環状構造と鎖状構造が互いに変換しやすいのは，ヘミアセタールの形成が関係している．鎖状構造では，1位の炭素がアルデヒドを形成しているが，同じ分子内のヒドロキシ基とヘミアセタール構造を形成することで環化する．

有機化学　65

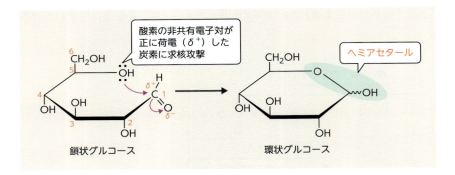

3 身の回りのアルデヒド

A. ホルムアルデヒド

　ホルムアルデヒドは，炭素数が1個で最も低分子のアルデヒドである．室温では気体で存在し，空気中に存在すると目やのどを刺激する．ホルムアルデヒドは非常に有毒である．第二次世界大戦直後の混乱期にあった日本で，メタノールをお酒（エタノール）の代わりに飲用し，失明したり死亡した事例がある．これはメタノールが体内に吸収されると有毒なホルムアルデヒド，さらには蟻酸（HCOOH）に代謝されてしまうことが原因であるといわれている．

　ホルムアルデヒドが水に溶けたもの（37％）はホルマリンとよばれ，消毒，殺菌作用があり，以前は生物標本の保存に広く用いられていた．

発展　求核攻撃

　求核攻撃（nucleophilic attack）とは，電子の豊富な求核試薬（求核剤）が分子中の電子密度の低い部分（求電子部分）を攻撃することである．求核攻撃によって新たな共有結合が形成される．アルデヒドやケトンなどのカルボニル基では，酸素上に非共有電子対が2組存在するので，電子の偏りが酸素側（δ⁻）にあるため，炭素側（δ⁺）は求電子性を示す．すなわち求核攻撃を受けやすくなり，求核試薬と炭素間で新たな結合を形成する重要な反応である．

　NaOH水溶液など塩基性の状態では，OH⁻が求核剤となり，酸性条件では，カルボニル化合物が求核剤となる．

発展 アルドール反応

塩基性の条件下では，カルボニル基の隣の炭素（α位）に結合する水素は塩基によって引き抜かれやすく（脱離しやすく），負（−）の電荷をもつエノラートイオンを形成する．そして，そのエノラートイオンが他のカルボニル基の炭素を求核攻撃することによって炭素-炭素結合ができる．

その結果 β-ヒドロキシアルデヒドを生成する．このような反応をアルドール反応（アルデヒドのaldとアルコールの-olに由来する）とよぶ．

一方，酸性の条件下では，水素イオンがカルボニル基の酸素に結合し（プロトン化されて），エノールが生成し，このエノールが求核剤となる．

β-ヒドロキシアルデヒドは，さらに脱水され，α,β-不飽和アルデヒドを生成する．この反応を，アルドール縮合とよぶ．この反応は，塩基性条件，酸性条件いずれでも進行するが，特に酸性条件下で起こりやすい．

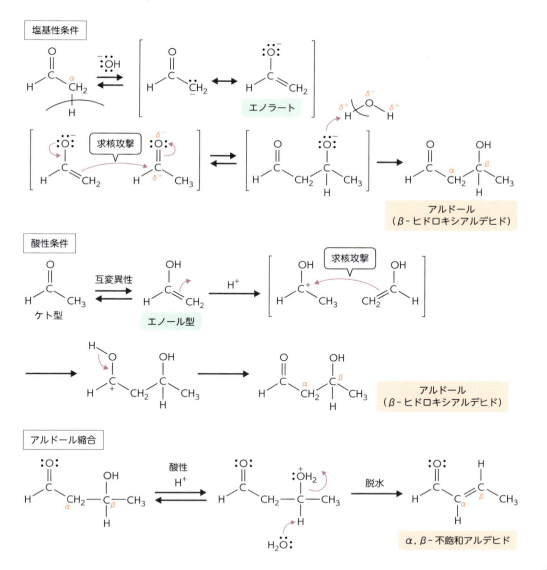

B. アセトアルデヒド

アセトアルデヒドはエタノールが酸化されたもので，リンゴなど熟した果実に微量含まれている．沸点は20℃であるため，室温では主に気体で存在する．ホルムアルデヒドより毒性は弱いが，生体内ではエタノールから代謝され，高蓄積すると頭痛やむかつきなど**アルコール中毒**の症状を引き起こす．

C. 食品香気成分としてのアルデヒド

揮発性アルデヒドには，独特の芳香を呈するものがあり，花や植物の香りを形成する．豆乳をつくるときや，トマトを切ったときに草を連想させる青臭いにおい（シス-3-ヘキセナールなど）が生成するが，その主要な成分は脂肪酸から分解してできたアルデヒド類である．

また，バニラや杏仁豆腐の甘いにおいはそれぞれバニリン，ベンズアルデヒドの香りに由来する．さらに，レモン様の香気成分は，シトラール※1というアルデヒドである．このようにアルデヒドは，におい閾値が低い（濃度が低くても検知できる）種類が多く，食品の香りに寄与している．

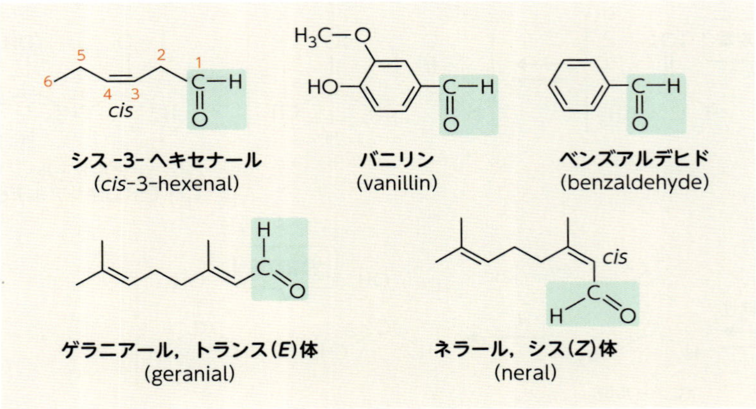

5
2
1
6
4 3
cis
C—H
O
H₃C—O
HO
C—H
O
C—H
O
シス-3-ヘキセナール
(cis-3-hexenal)
バニリン
(vanillin)
ベンズアルデヒド
(benzaldehyde)
H
C
O
cis
C
H
O
ゲラニアール，トランス(E)体
(geranial)
ネラール，シス(Z)体
(neral)

※1　シトラールは幾何異性体であるゲラニアールとネラールの混合物．

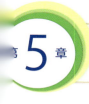

練習問題

Q1 次の化合物の構造式を書きなさい.
① 2-メチルペンタナール（2-methylpentanal）
② 3-ヒドロキシブタナール（3-hydroxybutanal）
③ (*E*,*Z*)-2,6-ノナジエナール〔(*E*,*Z*)-2,6-nonadienal，きゅうりの主要な香気成分〕

Q2 トランス-3-フェニル-2-プロペナール〔IUPAC：(*E*)-3-phenyl-2-propenal〕は，シナモンの主要香気成分で，慣用名は桂皮アルデヒドである．この化合物の末端が酸化および還元されたときに生成する化合物の構造式を書き，IUPAC命名法にしたがって命名しなさい．

Q3 ゲラニアール（geranial）をIUPAC命名法にしたがって命名しなさい．

Q4 次の2つの化合物が反応して生成するヘミアセタールの構造式を書きなさい.

解答＆解説

A1 ①

$$CH_3-CH_2-CH_2-\overset{\overset{\displaystyle CH_3}{|}}{\underset{\underset{\displaystyle H}{|}}{CH}}-C=O$$

②

$$CH_3-\underset{\underset{\displaystyle OH}{|}}{CH}-CH_2-\underset{\underset{\displaystyle H}{|}}{C}=O$$

③トランス，シス−ノナ−2,6−ジエナール（*trans,cis*-nona-2,6-dienal）または 2,6−ノナジエナール（2,6-nonadienal）ともよばれる

A2 酸化：(*E*)−3−フェニル−2−プロペン酸〔(*E*)-3-phenyl-2-propenoic acid〕

還元：(*E*)−3−フェニル−2−プロペノール〔(*E*)-3-Phenyl-2-propen-1-ol〕

A3 (2*E*)−3,7−ジメチル−2,6−オクタジエナール〔(2*E*)-3,7-dimethyl-2,6-octadienal〕

A4

$$CH_3-CH_2-CH_2-\underset{\underset{\displaystyle O-\underset{\underset{\displaystyle CH_3}{|}}{CH}-CH_3}{|}}{\overset{\overset{\displaystyle OH}{|}}{CH}}$$

第Ⅱ部　有機化合物の性質は官能基の働きによって決まる

6章 ケトン

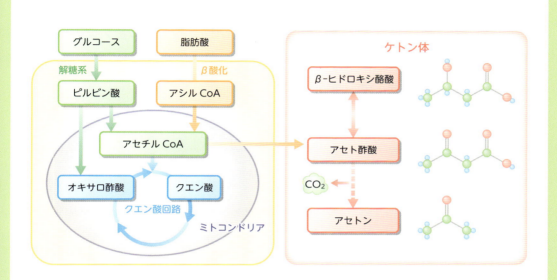

ケトン体とエネルギー代謝のかかわり

ケトン体という言葉を聞いたことがあるだろうか？糖尿病などによる糖代謝障害や飢餓状態のとき，糖質をエネルギーとして利用できないため，脂肪を分解してエネルギーに変換しようとする（ケトーシス）．このときに肝臓で生成されるのがケトン体である．実際にはこの場合のケトン体は，アセトン，アセト酢酸，β-ヒドロキシ酪酸である．第6章では，ケトンとはどのような構造なのか，ケトンと生体内代謝の関連について学ぼう．

有機化学　71

1 ケトンの命名法

　ケトンもアルデヒド同様，**カルボニル化合物**の一種である．IUPAC命名法では，カルボニル炭素の位置を示す番号が小さくなるように端からナンバリングし，アルカン，アルケンの語尾 –ane, –ene からeをとって語尾を –one(オン) に変える．例えば炭素数が5個で端から2番目にカルボニル基（＞C＝O）がある場合，2-ペンタノンまたはペンタン-2-オンと命名する．また，慣用的にはカルボニル基を挟んだ両側を置換基としてとらえた –ketone(ケトン) とよぶ命名法もある．この場合，置換基の順番は，通常頭文字のアルファベットの順にする．例えば置換基にメチル基とプロピル基をもつ2-ペンタノンの場合，mがpに優先されるのでメチルプロピルケトンとなるが，単に炭素数の少ない置換基を先にする名称も慣用的に用いられている．

　ケトン基（カルボニル基）とカルボキシ基の両方をもつ**ケト酸**では，カルボキシ基の炭素を1位としてナンバリングする．また，ケトン基は oxo-(オキソ) とよぶので，ピルビン酸はIUPAC命名法では，2-オキソプロパン酸となる．なお，慣用名はα-ケトプロピオン酸である．

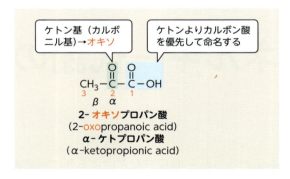

2 ケトンの化学的性質

ケトンの性質はアルデヒドに似ているが，アルデヒドよりも反応性は低く，安定であり，毒性も低い．また，アルデヒドのような還元性はない．ただし，ケトン基をもつ糖（ケトース）のうち，フルクトースは還元性を示す（第11章参照）．

A. 第二級アルコールとの酸化還元反応

ケトンは，第二級アルコールが酸化されたものである．しかし，アルデヒドと異なり，これ以上は酸化されない．一方，ケトンは還元剤により第二級アルコールに還元される．これらの反応は，アルデヒドの場合と同様に，カルボニル基において電子の偏り（分極）が存在することと関係している．

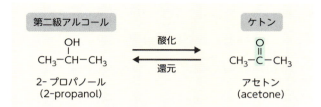

B. ケト-エノール互変異性

ケトンやアルデヒドは，酸や塩基の存在下，不飽和アルコール（**エノール**※1）に相互変換されることがある（第5章参照）．アセトンの場合は，エノール型の方がエネルギー準位※2が高いので，そのほとんどがケト型であるが，β-ジケトンの場合〔カルボニル基がメチレン基（−CH$_2$−）を挟んで2つ存在する1,3-ジケトン〕，エノール型は水素結合を形成するため，**エノール型の方が安定**となる．

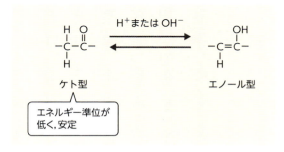

※1 エノール (enol) とは二重結合 (-ene) とアルコール (−OH, -ol) の性質をあわせもつ構造であることをあらわしている．
※2 原子や分子のエネルギー状態を示す．エネルギー準位が高いと反応や変換が起こりやすい不安定な状態，エネルギー準位が低いと安定な状態であることを示す．そのため，一般的にエネルギー準位が低い状態で原子や分子の平衡が保たれる．

有機化学 73

食品成分の例では，カレーなどに用いられるターメリック（和名：うこん）の黄色色素成分であるクルクミンがあげられる．クルクミンはケト型とエノール型の両方で存在するので，両方の構造で示される．

　互変異性は，ケト型とエノール型が平衡関係にあることを示しているが，原子の移動を伴っているので ⟷ であらわされる共鳴ではない．

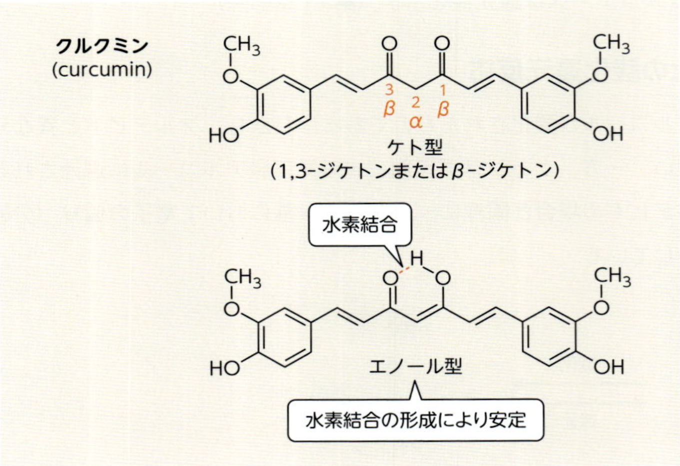

クルクミン
(curcumin)

ケト型
(1,3-ジケトンまたはβ-ジケトン)

水素結合

エノール型

水素結合の形成により安定

C. ヘミアセタール・アセタールの生成

　ケトンもアルデヒドと同様に，酸の触媒作用によってアルコールの付加反応が起こり，**ヘミアセタール**および**アセタール**を生成する．

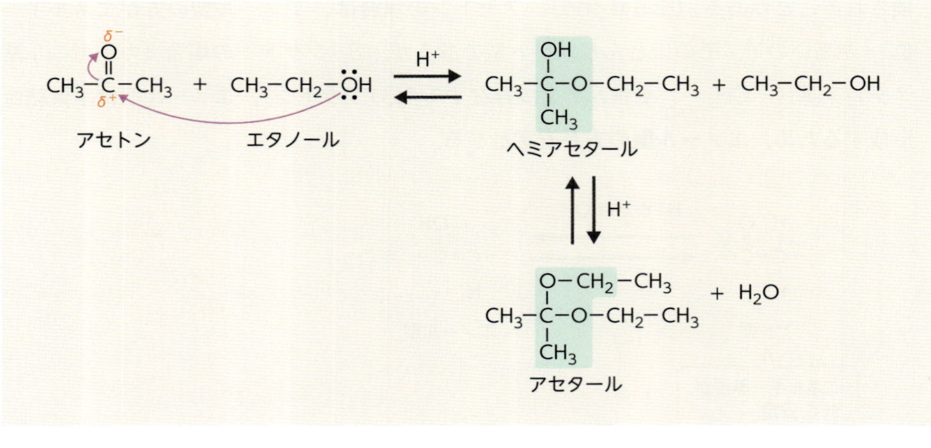

アセトン　エタノール

ヘミアセタール

アセタール

発展　エンジオールとα-ジケトンの性質

1) フルクトースの還元性

エンジオール (endiol) は，二重結合 >C=C< の両方の炭素に−OHが結合した構造のことである．塩基性の状態では，フルクトースとマンノースおよびグルコースが互いにエンジオールを中間体として異性化する．フルクトースがケトースであるのに還元性を示すのは，ケト-エノール互変異性によってエンジオールを中間体としてアルドース型と平衡状態になるからである．

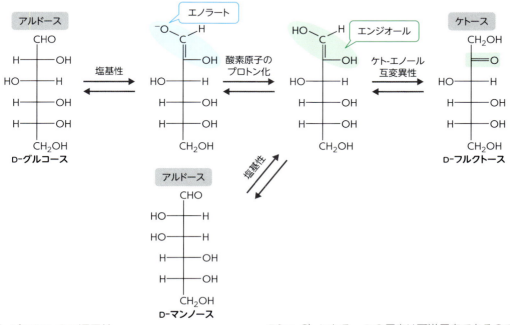

2) ビタミンCの還元性

ビタミンCは，還元性（＝抗酸化作用）を示すことが知られている．ビタミンCはL-アスコルビン酸であり，エンジオール構造をもつ分子上である．エンジオールは水素供与体として働くため酸化されやすく，結果としてα-ジケトンとなる．エンジオールは水素供与性，すなわち酸化されやすいため，この部分が還元性を示す要因である．ビタミンCが酸化されるとα-ジケトン構造をもつデヒドロアスコルビン酸（酸化型ビタミンC）になる．この反応は可逆反応であるので，栄養学ではアスコルビン酸とデヒドロアスコルビン酸はいずれもビタミンCとして扱われている．アスコルビン酸からデヒドロアスコルビン酸への酸化によって，他の酸化物質の還元やラジカル消去を可能にする．

3 身の回りのケトン：アセトン

A. アセトンとは

アセトンは，IUPAC命名法では2-プロパノン（2-propanone）とあらわされる．揮発性で特有の臭いをもち，糖尿病患者の呼気に微量検出されるケトンである．水にもエーテルなどの低極性有機溶媒にもよく溶ける代表的な溶媒であるが引火性が高いので使用には注意が必要である．また，マニキュアの除光液にも用いられることがある．

B. ケトン体とケトーシス

糖尿病など糖質の代謝障害がある場合，または糖質の摂取が制限された状態のとき，体内ではエネルギー源として貯蔵脂質が利用され，その結果，体内に**ケトン体**が増え，蓄積される（臨床では**ケトーシス**とよばれる）．ケトン体とは，アセトン，アセト酢酸，β-ヒドロキシ酪酸という3つの物質の総称であるが，アセトンのみ最終代謝産物として呼気から排出される．血液中にケトン体が増加した状態は高ケトン血症とよばれ，アセト酢酸，β-ヒドロキシ酪酸によって血液が酸性になり（**ケトアシドーシス**），体に異常をきたす原因となる．ケトアシドーシスを起こした患者の呼気は，アセトンによる独特の臭いを示すことがある．

アセトン	アセト酢酸	β-ヒドロキシ酪酸
(acetone)	(acetoacetic acid)	(β-hydroxybutyric acid)

栄養科学イラストレイテッド

6章 練習問題

Q1 C₅H₁₀O の分子式であらわされるケトンの構造式をすべて書き，IUPAC命名法にしたがって命名しなさい．

Q2 次の化合物を命名しなさい．

① 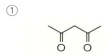　　　②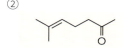

Q3 3-ペンタノン（3-pentanone）と1-プロパノール（1-propanol）から生成するヘミアセタールの構造式を書きなさい．

Q4 以下のフルクトースは鎖状構造であるが，分子内ヘミアセタールを形成することにより，五員環になった構造式を書きなさい．

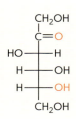

Q5 エノール型のピルビン酸の構造式を書きなさい．

解答＆解説

A1 ペンタン-2-オン（pentan-2-one） または 2-ペンタノン（2-pentanone）

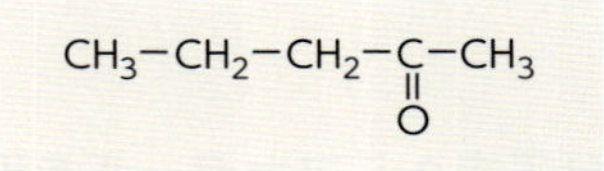

$$CH_3-CH_2-CH_2-\underset{\underset{O}{\|}}{C}-CH_3$$

ペンタン-3-オン（pentan-3-one） または 3-ペンタノン（3-pentanone）

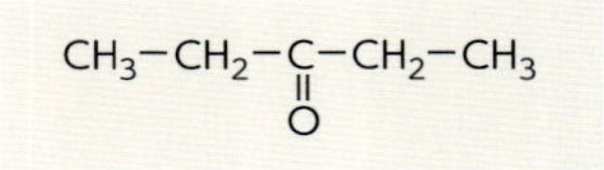

$$CH_3-CH_2-\underset{\underset{O}{\|}}{C}-CH_2-CH_3$$

3-メチルブタン-2-オン（3-methylbutan-2-one） または
3-メチル-2-ブタノン（3-methyl-2-butanone）

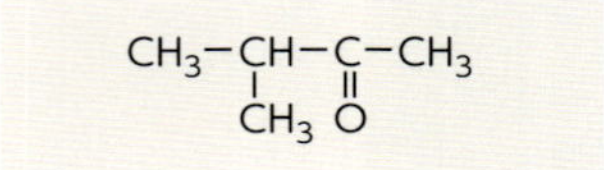

$$CH_3-\underset{\underset{CH_3}{|}}{CH}-\underset{\underset{O}{\|}}{C}-CH_3$$

A2 ① 2,4-プロパンジオン（2,4-propanedione）
② 6-メチル-5-ヘプテン-2-オン（6-methyl-5-hepten-2-one）

A3
$$CH_3-CH_2-\underset{\underset{OH}{|}}{\overset{\overset{O-CH_2-CH_2-CH_3}{|}}{C}}-CH_2-CH_3$$

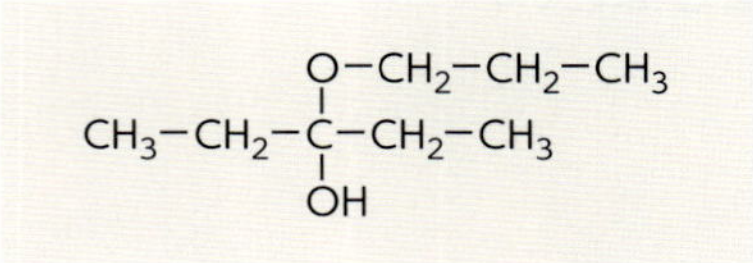

A4

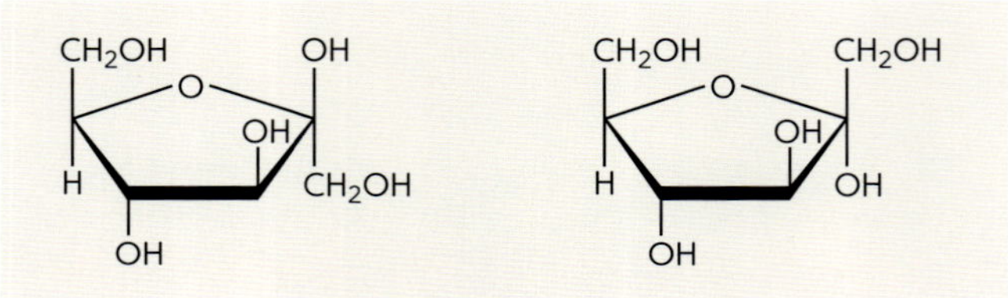

A5
$$CH_2=\underset{\underset{OH}{|}}{C}-COOH$$

78　● 栄養科学イラストレイテッド

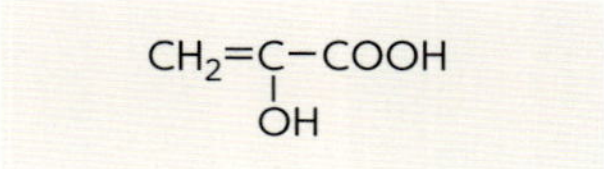

第Ⅱ部　有機化合物の性質は官能基の働きによって決まる

7章 カルボン酸

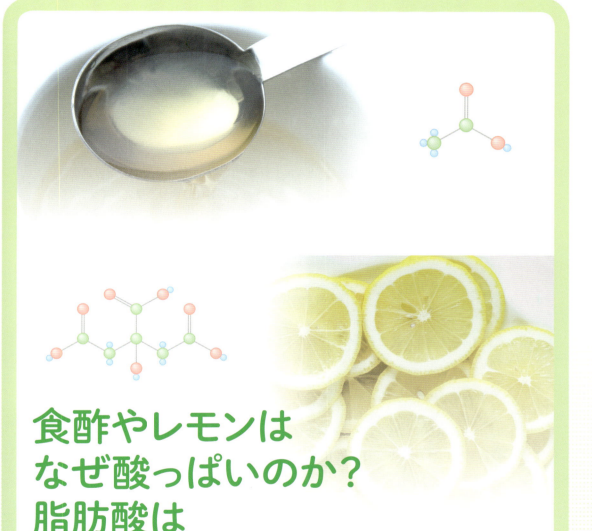

食酢やレモンは
なぜ酸っぱいのか？
脂肪酸は
どんな性質をもっているのか？

自然界にはカルボン酸が豊富に存在する．必須脂肪酸，そして代謝の過程で生成されるさまざまな有機酸（乳酸，クエン酸，コハク酸など）はカルボン酸の仲間である．クエン酸はレモンや梅の酸味成分でもある．第7章では，カルボン酸の有機化学的な性質や食品栄養学的な特性について学ぼう．

有機化学

1 カルボン酸の命名法

$R-C{\displaystyle {O \atop OH}}$（R−COOH）の一般式で示される化合物群を**カルボン酸**という．官能基は，**カルボキシ基**（$-C{\displaystyle {O \atop OH}}$）とよばれる．

A. IUPAC命名法

同じ炭素数のアルカンの名称の語尾 –ane を –oic acid に変えて命名する．日本語表記はアルカンの名称の後に–酸をつける．

$$CH_3-CH_2-COOH \quad \textbf{プロパン酸}\ (propanoic\ acid)$$

炭素鎖にナンバリングする際には，カルボキシ基の炭素を1位とする．以下のように，カルボキシ基は，アルコール，アルデヒド，ケトンなどの官能基よりも優先してナンバリングされる．

アルコールなどの官能基より優先

$$\overset{4}{CH_3}-\overset{3}{CH}-\overset{2}{CH_2}-\overset{1}{COOH} \quad \textbf{3-ヒドロキシブタン酸}$$
$$\qquad \underset{OH}{|} \qquad\qquad (3\text{-hydroxybutanoic acid})$$

分子内にカルボキシ基を2つもつジカルボン酸は**二酸**（–dioic acid）という接尾語をつける．

$$HOOC-CH_2-CH_2-COOH \quad \textbf{ブタン二酸}\ (butanedioic\ acid)$$

カルボキシ基が環に結合している場合は，シクロアルカンの後にカルボン酸をつける（芳香族カルボン酸については，第10章 §3 参照）．

COOH　**シクロヘキサンカルボン酸**
（cyclohexanecarboxylic acid）

B. 慣用名

カルボン酸は自然界に多数存在しており，**酢酸**（エタン酸）に代表されるように慣用名でよばれているものが多い．語源は起源となる動植物のラテン語やギリシャ語名に由来することが多い．**表1**に慣用名が用いられる主なカルボン酸をあげた．

80　　●　栄養科学イラストレイテッド

表1 慣用名が用いられる主なカルボン酸

	構造式	語源	慣用名	IUPAC名
モノカルボン酸	HCOOH	蟻 (ラテン語, formicae)	蟻酸 (formic acid)	メタン酸 (methanoic acid)
	CH₃COOH	食酢 (ラテン語, acetum)	酢酸 (acetic acid)	エタン酸 (ethanoic acid)
	CH₃CH₂COOH	ミルク (ギリシャ語, protos pion)	プロピオン酸 (propionic acid)	プロパン酸 (propanoic acid)
	CH₃CH₂CH₂COOH	バター (ラテン語, butyrum)	酪酸 (butyric acid)	ブタン酸 (butanoic acid)
ジカルボン酸	HOOC−CH₂−CH₂−COOH	コハク (ラテン語, succinum)	コハク酸 (succinic acid)	ブタン二酸 (butanedioic acid)
	$\overset{\text{OH}}{\underset{\vert}{\text{HOOC}-\text{CH}-\text{CH}_2-\text{COOH}}}$	リンゴ (ラテン語, malum)	リンゴ酸 (malic acid)	2-ヒドロキシブタン二酸 (2-hydroxybutane- dioic acid)
トリカルボン酸	$\begin{array}{c}\text{CH}_2-\text{COOH}\\ \vert\\ \text{HO}-\text{C}-\text{COOH}\\ \vert\\ \text{CH}_2-\text{COOH}\end{array}$	シトロン (ラテン語, citrus)	クエン酸 (citric acid)	2-ヒドロキシプロパン 1,2,3-トリカルボン酸 (2-hydroxypropane 1,2,3-tricarboxylic acid)

2 食品に含まれるカルボン酸

酢酸，**クエン酸**はカルボン酸の仲間である．食酢やレモン果汁が酸性を示し，酸味を呈するのは，カルボン酸が水中で部分的に解離するからである（酸としての性質，酸の強さについては**第10章 §2**参照）．食酢には酢酸が4〜5％，レモンにはクエン酸が約3％含まれている．

カルボキシラート
アニオン

オキソニウム
イオン

酸性と酸味の要因

第**7**章 カルボン酸

有機化学　●　81

3 カルボン酸の化学的性質

A. 水素結合

　　カルボン酸はアルコールと同じように水素結合を形成することができる．このため，疎水性部分の炭素数が4個までのカルボン酸は**水に容易に溶ける**．炭素数が5個以上のカルボン酸は，炭素数が多くなるにつれて水に対する溶解性が低下する．

　　水素結合を形成しない非極性溶媒中では，カルボン酸は**二量体**として存在する．

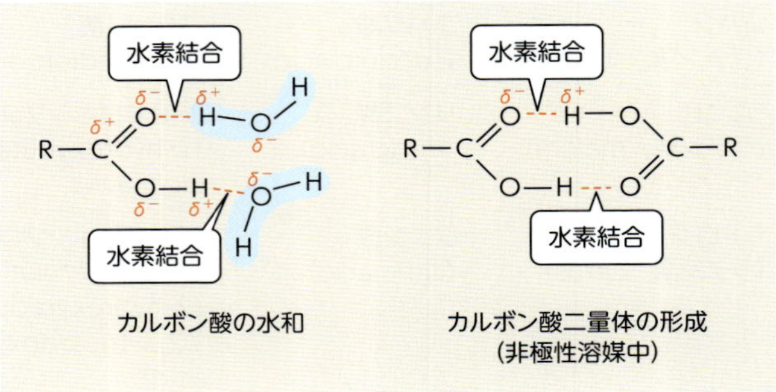

カルボン酸の水和

カルボン酸二量体の形成
（非極性溶媒中）

B. カルボン酸塩の形成（酸−塩基中和反応）

　　カルボン酸は水酸化ナトリウム，炭酸水素ナトリウムなどの塩基と反応して**カルボン酸塩**を形成する．カルボン酸塩にはセッケンとして使用されているものがある（第8章 2 参照）．

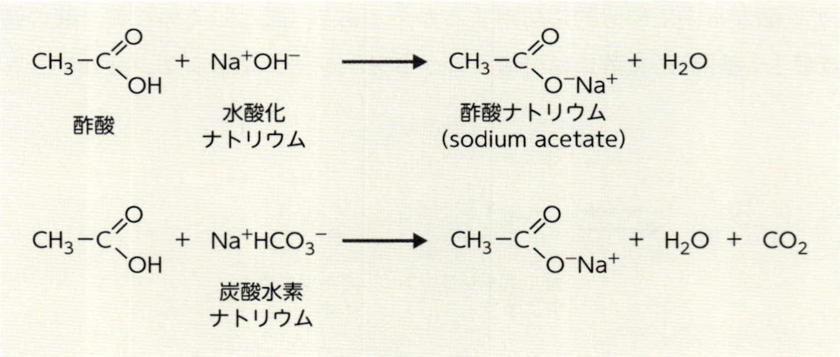

C. アルコール，アルデヒドの酸化によるカルボン酸の合成

　　第一級アルコールを酸化すると，水素を失いアルデヒドが形成される．さらに酸化すると酸素と結合しカルボン酸が生成する．一方，カルボン酸を水素化アルミニウムリチウム（$LiAlH_4$）などで還元すると，一般にアルデヒドの状態で反応を止めるのは難しく第一級アルコールが生成する．

82 　●栄養科学イラストレイテッド

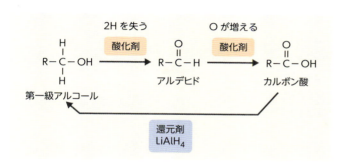

D. カルボン酸誘導体

カルボキシ基のヒドロキシ基部分が他の原子団で置換された化合物を**カルボン酸誘導体**といい，代表的なものとしてエステル（第8章参照），アミド（第9章参照）がある．カルボン酸誘導体を加水分解することにより，カルボン酸を生じる．

4 脂肪酸の化学

A. 脂肪酸の分類

分子内にカルボキシ基を1つ有するカルボン酸（**モノカルボン酸**）を**脂肪酸**という．脂肪酸は，炭化水素鎖のすべてが単結合である飽和脂肪酸と二重結合をもつ不飽和脂肪酸に大きく分類される．さらに，不飽和脂肪酸は，二重結合を1個もつ一価不飽和脂肪酸（**モノエン酸**）と2個以上もつ多価不飽和脂肪酸（**ポリエン酸**，**高度不飽和脂肪酸**ともいう）に分類される．

食品に含まれる脂肪酸のほとんどは，偶数個の炭素を有する．表2に主な脂肪酸をまとめた．

1）飽和脂肪酸

一般に，食品には炭素数14〜20個の飽和脂肪酸が多く含まれている．乳・乳製品で

表2　食品に含まれる主な脂肪酸

		慣用名	IUPAC名	融点(℃)	慣用記号	系列
飽和脂肪酸		酪酸 (butyric acid)	ブタン酸 (butanoic acid)	-7.9	$C_{4:0}$	
		ミリスチン酸 (myristic acid)	テトラデカン酸 (tetradecanoic acid)	54	$C_{14:0}$	
		パルミチン酸 (palmitic acid)	ヘキサデカン酸 (hexadecanoic acid)	63	$C_{16:0}$	
		ステアリン酸 (stearic acid)	オクタデカン酸 (octadecanoic acid)	70	$C_{18:0}$	
不飽和脂肪酸	一価	オレイン酸 (oleic acid)	(Z)-9-オクタデセン酸 〔(Z)-9-octadecenoic acid〕	11	$C_{18:1,\Delta 9}$	n-9
	多価	リノール酸 (linoleic acid)	(9Z,12Z)-9,12-オクタデカジエン酸 〔(9Z,12Z)-9,12-octadecadienoic acid〕	-5	$C_{18:2,\Delta 9,12}$	n-6
		α-リノレン酸 (α-linolenic acid)	(9Z,12Z,15Z)-9,12,15-オクタデカトリエン酸 〔(9Z,12Z,15Z)-9,12,15- octadecatrienoic acid〕	-10	$C_{18:3,\Delta 9,12,15}$	n-3
		γ-リノレン酸 (γ-linolenic acid)	(6Z,9Z,12Z)-6,9,12-オクタデカトリエン酸 〔(6Z,9Z,12Z)-6,9,12-octadecatrienoic acid〕	-	$C_{18:3,\Delta 6,9,12}$	n-6
		アラキドン酸 (arachidonic acid)	(5Z,8Z,11Z,14Z)-5,8,11,14- イコサテトラエン酸	-50	$C_{20:4,\Delta 5,8,11,14}$	n-6
		(エ)イコサペンタエン酸* 〔(e)icosapentaenoic acid：EPA，IPA〕	(5Z,8Z,11Z,14Z,17Z)-5,8,11,14,17- イコサペンタエン酸*	-54	$C_{20:5,\Delta 5,8,11,14,17}$	n-3
		ドコサヘキサエン酸 (docosahexaenoic acid：DHA)	(4Z,7Z,10Z,13Z,16Z,19Z)- 4,7,10,13,16,19-ドコサヘキサエン酸	-44	$C_{22:6,\Delta 4,7,10,13,16,19}$	n-3

＊食品学，栄養学の分野ではエイコサペンタエン酸とよばれることも多いが，IUPACではイコサペンタエン酸を採用している．

は，炭素数4～12個の飽和脂肪酸が飽和脂肪酸全体の10～20％を占めているのが特徴である．

　飽和脂肪酸の沸点や融点は，一般に炭素数が多くなるほど高くなる．炭素数の少ないカルボン酸（炭素数10個程度まで）は特有の不快臭をもつ．また，炭素数8個のオクタン酸までは室温（20℃程度）で無色の液体であり，炭素数10個以上の飽和脂肪酸は室温では固体である．

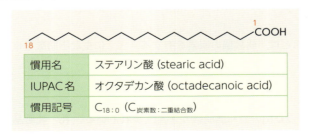

慣用名	ステアリン酸 (stearic acid)
IUPAC名	オクタデカン酸 (octadecanoic acid)
慣用記号	$C_{18:0}$ （C炭素数：二重結合数）

脂肪酸は慣用名でよばれることが多いが，慣用記号も用いられる．例えば炭素数18個のステアリン酸は，$C_{18:0}$と表示される．Cのうしろの小さい数字は炭素数をあらわし，：の後の数字は二重結合の数を示す．

2）不飽和脂肪酸

天然の不飽和脂肪酸は一般に**シス型の二重結合**を有する（幾何異性体，シス型とトランス型，またEとZについては第2章を参照）．食品に含まれる主な**一価不飽和脂肪酸**は，炭素数18個からなる**オレイン酸**である．IUPAC命名法では脂肪酸のカルボキシ基の炭素がナンバリングの1位となる．オレイン酸の二重結合は9位にあるので，IUPAC名は(Z)-9-オクタデセン酸である．また慣用記号は，二重結合の位置（Δ）も示し$C_{18:1, \Delta 9}$とあらわす．**二価不飽和脂肪酸**（ジエン酸）の**リノール酸**は，二重結合が9位と12位にあるので，IUPAC名は($9Z,12Z$)-9,12-オクタデカジエン酸（慣用記号：$C_{18:2, \Delta 9,12}$）である．

不飽和脂肪酸に関しては生化学や栄養学の分野で用いられている表現法（代謝系列）もある．n個の炭素をもつ不飽和脂肪酸の末端メチル基を起点のn-1とし，カルボキシ基に向かって順次番号をつける．末端メチル基から数えて何番目にはじめの二重結合が現れるかによって不飽和脂肪酸を分類する．オレイン酸は二重結合が9位にあるので**n-9系脂肪酸**，リノール酸ははじめの二重結合が6位にあるので**n-6系脂肪酸**である．三価不飽和脂肪酸（トリエン酸）のγ-リノレン酸はn-6系脂肪酸であるが，α-リノレン酸は**n-3系脂肪酸**である．

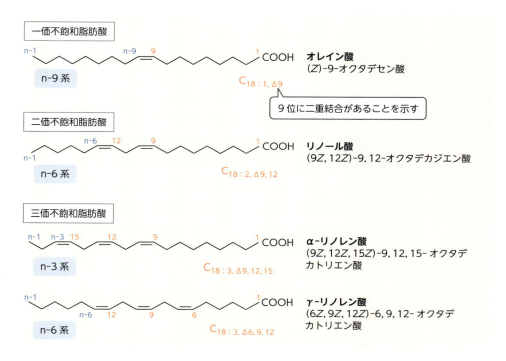

同じ炭素数でもステアリン酸，オレイン酸，リノール酸のように二重結合数が増加するに従って融点が低くなる．食品に含まれている不飽和脂肪酸は常温では液体である．

　イコサペンタエン酸（IPA）とドコサヘキサエン酸（DHA）はともにn-3系高度不飽和脂肪酸で，魚油に多く含まれる．特にアジやイワシではn-3系高度不飽和脂肪酸が脂肪酸総量の約30％を占めている．IPAはイコサノイドとよばれるプロスタグランジン，トロンボキサン，ロイコトリエンなどの生理活性物質の前駆体である．DHAには血中コレステロール低下作用，記憶・学習能力の向上，抗アレルギー作用が知られている．ともに必須脂肪酸[※1]のα-リノレン酸から生体内で生合成されるが，経口摂取の方が利用効率がよいため，これらを広義の必須脂肪酸とする場合もある．

B. 不飽和脂肪酸の接触還元（水素添加）

　アルケンをニッケル（Ni），白金（Pt），パラジウム（Pd）などの金属触媒存在下で水素ガスと接触させると，水素が二重結合に付加し，アルカンが得られる（**接触還元**）．

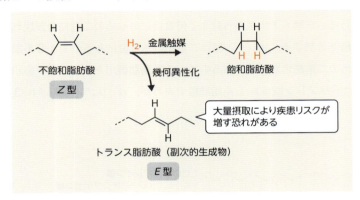

　食品に含まれる脂質は，トリグリセリド（第8章参照）を主成分とする中性脂肪（油脂）が大部分を占め，その物理化学的性質は脂肪酸組成に左右される．例えば構成脂肪酸のなかで不飽和脂肪酸の占める割合が多い植物油や魚油は常温では液体の油（oil）である．一方，長鎖飽和脂肪酸の占める割合が多い牛脂や豚脂などは常温で固体の脂（fat）となる．

　不飽和脂肪酸の含有率が高い液体状の植物油中の不飽和脂肪酸の一部をニッケル触媒を用いた接触還元により飽和型に変換すると飽和脂肪酸の割合が増すために融点が高くなり，常温で固体または半固体状態になる．この過程を**硬化処理**，製造された油脂を**硬化油**といい，マーガリンやショートニングの製造に利用される．

　硬化処理過程で，一部の二重結合がシス型からトランス型に変化（幾何異性化）することが知られ，最近，硬化油の製造の過程で生成するトランス型の不飽和脂肪酸（**トランス脂肪酸**）が問題視されている．トランス脂肪酸はLDL-コレステロールを増加させ，HDL-コレステロールを減少させる作用があり，大量に摂取し続けると動脈硬化，心疾患発症のリスクを増す恐れがあるといわれている．WHO/FAO合同専門家会議では，トランス脂

※1　必須脂肪酸：人の体内で合成されないか，合成されても微量のため，食物から摂取する必要がある脂肪酸のことである．

肪酸の摂取量を，総エネルギー摂取量の1％未満にするよう勧告している．日本人の平均的な食事摂取状況から，トランス脂肪酸摂取量は総摂取エネルギー摂取量の1％を下回ると見積もられている．欧米諸外国に比べて摂取量が少ないことから，日本では食品中のトランス脂肪酸について表示の義務や含有量の基準値は定められていない．しかし，脂質の多い食事を習慣的に摂取している場合はトランス脂肪酸を多く摂取する可能性があるので，バランスのよい食生活が望まれる．最近では，硬化油の製造過程で生成するトランス脂肪酸を低減する技術を利用してトランス脂肪酸含有量の少ない加工食品の製造やトランス脂肪酸の含有量の開示を自主的に行っている食品事業者もある．

C. 不飽和脂肪酸のラジカル[※2]反応による酸化

油脂は空気中の酸素によって容易に酸化されるという性質がある．酸化により不快臭（オフフレーバー）を発し，味，色，性状の劣化，栄養価の低下，過酸化脂質など毒性物質の生成により品質の低下をまねく．油脂のこのような変化を酸敗といい，不快臭を酸敗臭ともいう．油脂の酸化機構はいくつかあるが，ここではラジカル連鎖反応で進行する**自動酸化**（autoxidation）について述べる．

Column

ロレンツォのオイル

1983年，ロレンツォが5歳のとき，副腎白質ジストロフィー（adrenoleukodystrophy：ALD）という遺伝性の難病を発症した．ALDは，血清中にC24〜26の長鎖脂肪酸が増加して神経細胞に過剰蓄積し，神経機能が侵され大半は発症から2年ほどで死に至る．治療法も確立していない難病の息子を救うため，銀行員であったロレンツォの父親は母親と協力して，生化学や医学論文を懸命に勉強し，C18〜22の脂肪酸の投与によりC24〜26の脂肪酸の生成を防ぐことができるのではないかという発想から，オレイン酸トリグリセリドとエルカ酸のトリグリセリドの4：1の混合物が有効であるとの結論に達した．研究をはじめてからわずか28カ月後のことであった．ロレンツォはこの油の摂取で結果的に30歳まで生き延びた．この両親の献身的な努力は1992年に米国で映画化され，このオイルは「ロレンツォのオイル」とよばれた．この映画が反響をよび，同じ病気の患者への投与が試みられた．C24〜26脂肪酸の血中濃度は低くなったが，治癒することはなく，まやかしであるとの批判を受けることとなったが，その後の研究で，発症前の患者に対しては発症を予防する効果のあることが2005年に発表された．現在ではこの疾患の早期発見が重要とされている．

オレイン酸〔(*Z*)-9-オクタデセン酸：(*Z*)-9-octadecenoic acid〕

エルカ酸〔(*Z*)-13-ドコセン酸：(*Z*)-13-docosenoic acid〕

[※2] ラジカル：共有結合を形成している共有電子対や酸素原子がもっているような非共有電子対でもなく，単独の電子である不対電子をもつ．化学的に不安定で反応性に富んだ化学種である．

有機化学 87

不飽和脂肪酸の二重結合の隣にあるメチレン基（**活性メチレン基**という）は反応性が高い．図1に示すように，紫外線や油脂中に微量に含まれる金属や**フリーラジカル**の作用で，活性メチレン基から水素ラジカルが引き抜かれて脂肪酸ラジカル（L・）が生じる．これが引き金となり，脂肪酸ラジカルと酸素が結合した**ペルオキシラジカル**（LOO・）が生成し，また別の脂肪酸の活性メチレン基から水素ラジカルの引き抜きが起こり，新たに生成した脂質ラジカルは同様の反応をくり返して結果的に**ヒドロペルオキシド**（LOOH）が蓄積される（**ラジカル連鎖反応**）．反応が進みリノール酸が減少してくるとラジカル同士が結合して安定な非ラジカル生成物が生じ，ラジカル連鎖反応は停止する．蓄積されたヒドロペルオキシドはさらに酸化分解されて低分子のカルボン酸，アルコール，アルデヒド，エポキシドなどが生じ，不快臭の原因となる．

脂肪酸の不飽和度が高くなるにつれ，はじめの水素ラジカル引き抜き速度と過酸化速度が高まる．

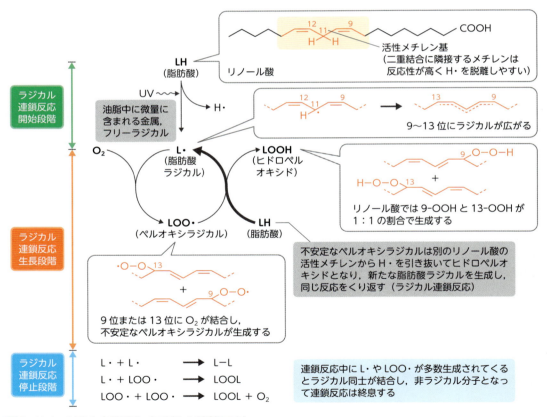

図1　リノール酸の自動酸化（ラジカル連鎖反応）

5 立体化学とカルボン酸

A. 不斉炭素原子

ヨーグルトや漬物などの酸味成分として知られている乳酸はプロパン酸の2位の炭素に結合した水素の1つがヒドロキシ基に置換された構造をしている．ここで2位の炭素に注目しよう．2位の炭素には4つの異なる置換基（H，CH_3，COOH，OH）が結合していることがわかる．このように4つの異なる置換基をもつ炭素原子のことを**不斉炭素原子**（**不斉中心，キラル中心**）という（第11章も参照）．

$$CH_3 - \underset{H}{\overset{OH}{\underset{|}{\overset{|}{C}}}} - COOH$$

不斉炭素原子（不斉中心）

乳酸

B. 鏡像異性体（光学対掌体）

正四面体モデルであらわした乳酸分子を鏡に映してみる．そのときに見える像（鏡像）は，もとの分子と同じだろうか．図2にみられるように，鏡像はもとの分子に重ねることはできない．このような分子を**キラル分子**といい，その性質を**キラリティー**という．また，互いに重ね合わせることができない鏡像の関係にある一対の分子を**鏡像異性体**または単に**鏡像体**という．ちょうど左手と右手の関係と同じようになるので**光学対掌体（エナンチオマー）**ともよばれる．

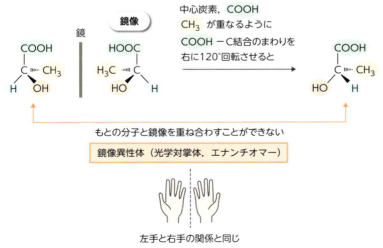

図2 乳酸の鏡像

C. 光学対掌体の立体配置と *R*，*S* 表示法

　不斉炭素原子に結合した4つの異なる置換基の配列を**不斉中心の立体配置**という．乳酸の立体配置の表記方法について説明する．

　はじめに不斉中心に結合した4種類の置換基の優先順位を以下順位則1〜3に沿って決める．

順位則1

　不斉炭素に直接結合する置換基の原子の原子番号が大きなものから優先順位をつける．順位則1では不斉炭素原子に直接結合している炭素原子をもっている−COOHと−CH$_3$の優先順位は決められない．

$$OH > C(COOH, CH_3) > H$$

順位則2

　順位則1で優先順位が決められない場合は，不斉炭素原子からさらに1つ離れた位置の原子について，順位則1を適用する．COOHはCの隣がOであり，CH$_3$はCの隣がHである．したがってCOOHの方がCH$_3$より優先順位が高くなる．

　乳酸の場合，順位則2で4つの置換基の優先順位が決まったが，二重結合，三重結合，芳香環に関する規則については順位則3を適用する．

順位則3

　多重結合は多重線の線と同数の単結合から構成されているものとして取り扱う．例えば，−CH＝CH$_2$，COOHは以下のように考える．

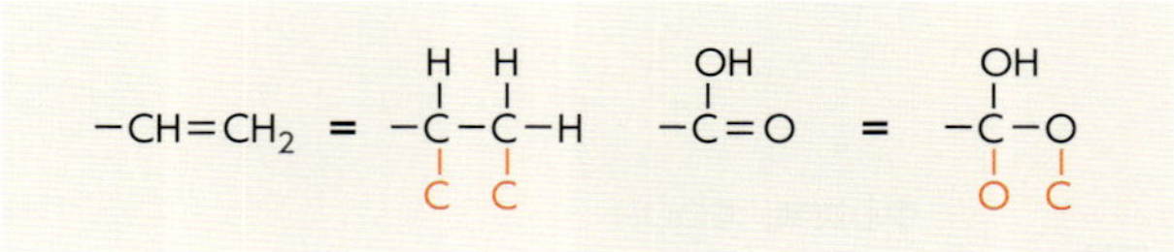

　4つの置換基の優先順位が決まったら，図3に示すように，最も優先順位の低い置換基（乳酸の場合はH）を，観測者から見て不斉炭素原子を通して反対側に置く．このとき，あとの3つの置換基の並び方が優先順位に従って右回り（時計回り）であることがわかる．右回り配置は*R*〔ラテン語のrectus（右を意味する）〕と定義されているので，図3に示した乳酸は*R*体である．左回り（反時計回り）配置は*S*〔ラテン語のsinister（左を意味する）〕と定義されている．

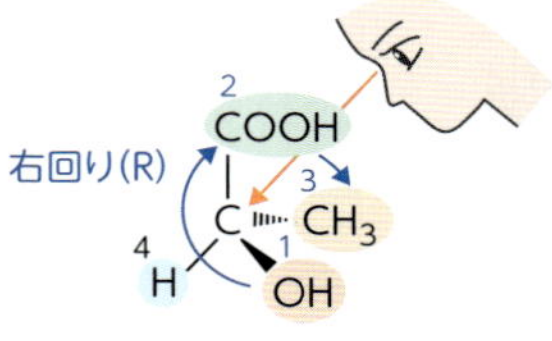

図3　(*R*)−乳酸の立体配置

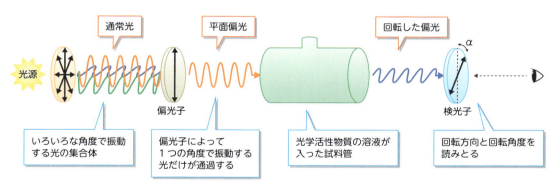

図4 旋光計のしくみ

D. 光学対掌体の性質

　光学対掌体（以下，対掌体）は融点，沸点，密度などの物性は同じで区別できないが，キラリティーにかかわる性質のみが異なる．キラル分子は平面偏光と相互作用し，偏光面を回転させる性質（**光学活性**）がある．対掌体は，同じ回転角度で真逆の方向に偏光面を回転させる**光学異性体**である．偏光面を右に回転させる性質を**右旋性**といい（＋）であらわし，左に回転させる性質を**左旋性**，（－）であらわす．回転角度を旋光度といい，旋光計で測定する（図4）．物質の光学活性を比較する場合は，溶液の濃度，試料管の長さ，溶媒，光源の波長測定温度を一定にした**比旋光度** $[\alpha]_D^{\text{℃}}$ であらわす．乳酸の光学対掌体は，R体が左旋性，S体が右旋性である．ただし，常にR体が左旋性，S体が右旋性というわけではないので誤解してはならない．

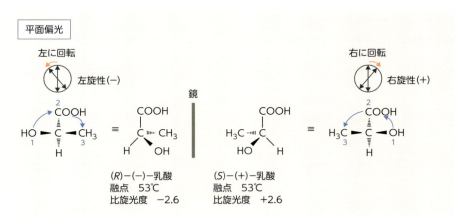

E. ジアステレオマー

　ここまで不斉炭素原子を分子内に1つもつ乳酸の話をしてきた．では，不斉炭素原子を2個もつ化合物の立体配置の異なる異性体はいくつあるだろうか．2位，3位の炭素が不斉炭素である2,3-ジヒドロキシブタン酸を例に考えてみよう．以下に示すように，2組の対掌体，すなわち4つの立体異性体を書くことができる．対掌体ではない立体異性体の組

合わせを**ジアステレオマー**という．ジアステレオマーは対掌体とは違い，旋光度だけでなく融点，沸点，溶解度などの物性も異なる．

分子内に n 個の不斉炭素原子をもつ化合物の立体異性体の数は最大 2^n 個存在する．

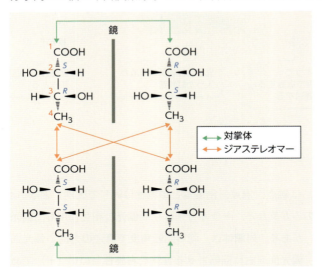

F. メソ化合物

ブドウの酸味成分として知られている酒石酸（2,3-ジヒドロキシブタン二酸）も 2 つの不斉炭素をもっている．以下に示す酒石酸の立体異性体の下段の鏡像について考えてみよう．この鏡像を上下 180°回転させるともとの分子と一致することがわかる．すなわちこれらは異性体ではなく同一化合物である．このように，不斉炭素原子を有するが分子全体が鏡像と重なる化合物を**メソ化合物（メソ体）**という．メソ化合物は光学活性をもたない．

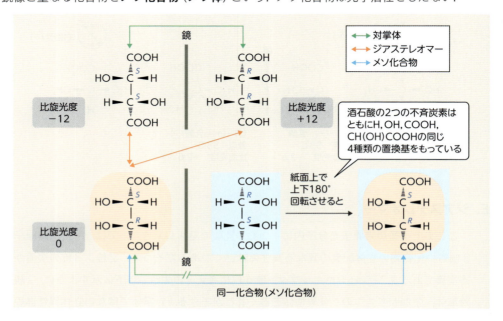

92 ● 栄養科学イラストレイテッド

酒石酸のように，2つの不斉炭素が同じ種類の置換基をもつ場合は，立体異性体の数は3個となる．

Column

ルイ・パスツールと光学分割

通常，ワインの瓶の底は中心部が上げ底のようになっている．これは，ワインの瓶をセラーに寝かせておく間に澱（おり）といわれる沈殿物が瓶の底の周囲に残って，ワインをグラスに注ぐときに澱が入りにくくするためである．

また，ワインの発酵中には2種類の酸が析出し，その1つが右旋性（＋）を示す酒石酸であることが知られていた．もう1つは光学活性をもたない酸で，ラセミ酸またはブドウ酸とよばれ単一物質と考えられていた．フランスの科学者 Louis Pasteur（パスツール）（1822-1895）は微生物学者，医学者として著名であるが，研究のスタートは化学者としてラセミ酸の研究に挑んだ．試行錯誤の結果，ラセミ酸のアンモニウムナトリウム塩の結晶をつくってみたところ，等量のキラルな2種類の結晶に分離できることを発見した（図1）．2種類の結晶を拡大鏡で見ながらピンセットでつまんで分離し，それぞれを水に溶かして旋光度を測定すると符号は（＋）と（－）で逆であるが，同じ値の比旋光度（$[\alpha]_D^t$ であらわし，右下のDは光源ナトリウムのD線（$\lambda=589$ nm）であることを示す）を示した．2種類のうち，一方は右旋性（＋）を示す酒石酸のアンモニウムナトリウム塩と比旋光度が一致した．そこで他方は，その鏡像

である左旋性（－）の酒石酸アンモニウムナトリウム塩と結論づけた．すなわちラセミ酸は酒石酸の光学対掌体が1：1の混合物であり，そのため旋光性が相殺されて光学活性を示さなかったのである．パスツールは結晶化が同じ立体配置をもつ分子だけで起こるという性質を利用してラセミ混合物をそれぞれの対掌体に分離する光学分割（ラセミ分割）を行った最初の人物である．結晶分別のほかに，対掌体に不斉炭素原子をもつキラルな分子を反応させてジアステレオマーを形成させ，性質の違いを利用して分離を行ってからもとの化合物に戻して対掌体を分離する方法もある（ジアステレオマー法，図2）．

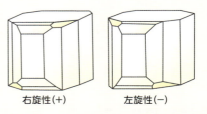

図1 酒石酸アンモニウムナトリウムの結晶（左右晶）

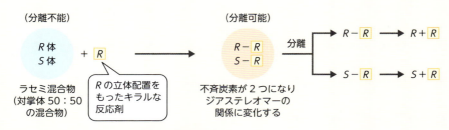

図2 ジアステレオマー法による光学分割

第7章 練習問題

Q1 次のカルボン酸の構造式を書きなさい.

① 2-ブロモブタン酸（2-bromobutyric acid）

② 3-ブテン酸（3-butenoic acid）

③ リノール酸（linoleic acid）

④ ペンタン二酸（pentanedioic acid）

⑤ 2-ヒドロキシブタン二酸（2-hydroxybutanedioic acid）

Q2 食酢中に含まれる酢酸含有量を求めるため，以下の実験を行った．食酢10 gを三角フラスコに量りとり，約20 mLの蒸留水を加えて希釈した．フェノールフタレイン溶液を数滴加えた後，撹拌しながら，0.50 mol/Lの水酸化ナトリウム水溶液で微赤色になるまで滴定したところ，15.0 mLを要した．食酢100 g中に含まれている酢酸量（g）を求めなさい．ただし，食酢中の有機酸は酢酸のみとする.

Q3 1-ヘキサノール（1-hexanol）を酸化したときに得られるカルボン酸の構造式を書き，IUPAC命名法にしたがって命名しなさい.

Q4 n-3系不飽和脂肪酸を3つ列挙し，構造式を書き，IUPAC命名法にしたがって（あれば慣用名も）命名しなさい.

Q5 2-クロロ-3-ヒドロキシブタン酸（2-chloro-3-hydroxybutanoic acid）の立体異性体をすべて書き，各異性体の不斉炭素原子の立体配置（RまたはS）を決定しなさい.

解答&解説

A1

① CH₃-CH₂-CH(Br)-COOH
または
(skeletal: CH₃-CH₂-CH(Br)-COOH)

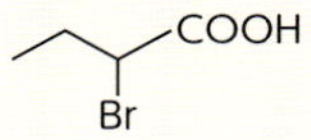

② CH₂=CH-CH₂-COOH
または
(skeletal: CH₂=CH-CH₂-COOH)

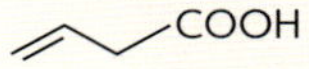

③ (long chain with two C=C, ending in COOH)

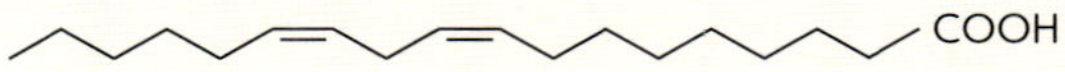

④ HOOC-CH₂-CH₂-CH₂-COOH
または
HOOC-(CH₂)₃-COOH (skeletal) 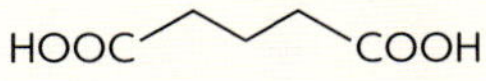

⑤ HOOC-CH₂-CH(OH)-COOH
または
HOOC-CH(OH)-CH₂-COOH (skeletal)

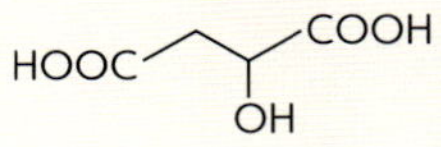

A2

CH₃COOH + NaOH ⟶ CH₃COO⁻Na⁺ + H₂O

4.5 g

酢酸と水酸化ナトリウムはモル比1:1で反応する．
中和に必要なNaOHは $0.50 \times 15/1000 = 0.0075$ mol
すなわち食酢10 g中には0.0075 molの酢酸が含まれる．これを重量に換算すると分子量が60であるので
$0.0075 \times 60 = 0.45$ (g)
したがって食酢100 g中には $0.45 \times 100/10 = 4.5$ gの酢酸が含まれる．

A3

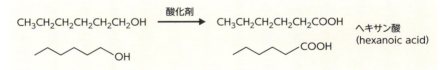

ヘキサン酸 (hexanoic acid)

A4

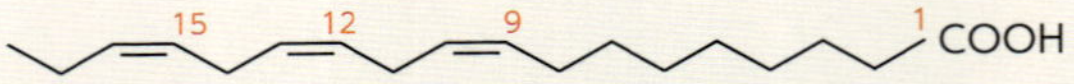

(9Z,12Z,15Z)-9,12,15-オクタデカトリエン酸
(α-リノレン酸)

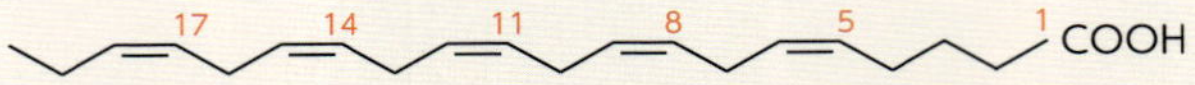

(5Z,8Z,11Z,14Z,17Z)-5,8,11,14,17-イコサペンタエン酸
(イコサペンタエン酸：IPA)

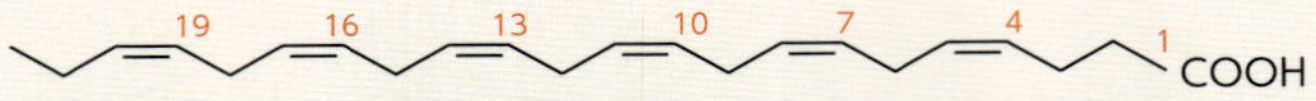

(4Z,7Z,10Z,13Z,16Z,19Z)-4,7,10,13,16,19-ドコサヘキサエン酸
(ドコサヘキサエン酸：DHA)

A5

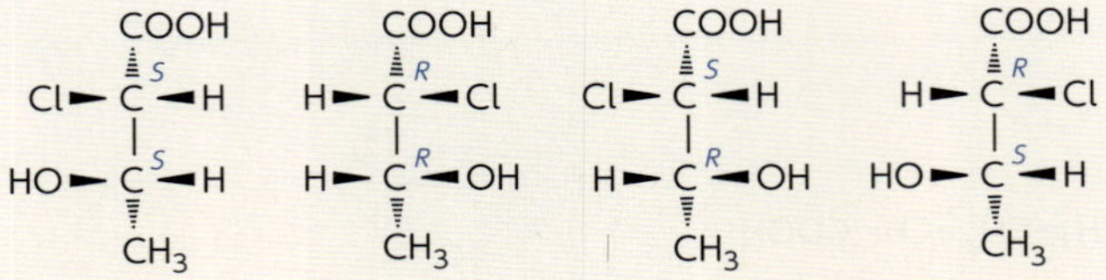

第Ⅱ部　有機化合物の性質は官能基の働きによって決まる

8章 エステル

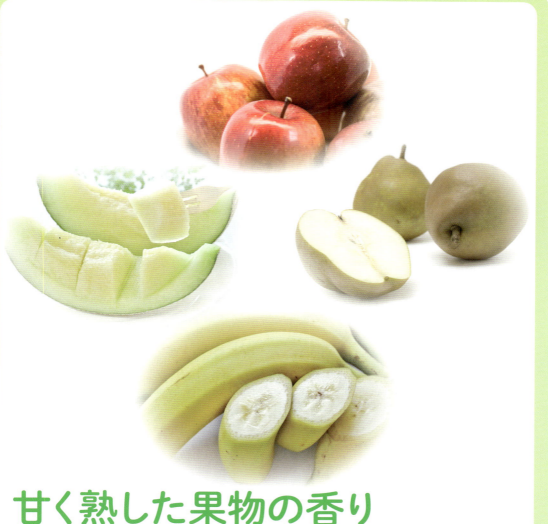

甘く熟した果物の香り

リンゴやメロン，バナナ，洋ナシなど，果実が熟してくると甘いフルーティな香りを発する．これらの香りを"エステル香"といい，エステルの構造をもつ低分子の香気成分からなる．また，料理で使う油脂のほとんどは脂肪酸とグリセリンのエステル構造によるトリグリセリドという成分でできている．このように食品成分にはエステル構造をもつものも多い．第8章では，エステル構造と身近な食品に含まれるエステル成分について学ぼう．

有機化学　97

1 エステルの命名法

カルボン酸のカルボキシ基（−COOH）のOHとアルコールのヒドロキシ基（−OH）のHの間で脱水縮合（−H_2O）させる反応を**エステル化**という．また，その結合部を**エステル結合**という．

エステルの命名は，構造を形成するカルボン酸とアルコールを組合わせた2つの言葉からなり，エステルの命名法は，日本語表記と英語表記で順番が異なる．日本語では，カルボン酸名を先に示し，アルコールに由来するアルキル基をつける．例えば，ブタン酸とエタノールからなるエステルは，ブタン酸エチルという．一方，英語表記では，アルキル基を先に示し，その後カルボン酸の -ic acid を -oate とする．ブタン酸エチルは，ethyl butanoate となる．また，エステルの酸由来の部分を**アシル基**（−C(=O)R）という．特に，酢酸の場合**アセチル基**（−C(=O)CH_3）という．酸側，アルコール側のいずれも分岐や二重結合があった場合，その位置は，エステル側からナンバリングする．

2 エステルの化学的性質

A. 酸とアルコールによる脱水縮合

カルボン酸とアルコールに濃硫酸（酸触媒，H^+で示す）を加えることによってエステルが生成する．ただしこの反応は可逆的であるので，同時に加水分解も起こる平衡反応である．

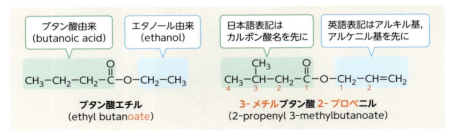

エステルはカルボン酸やアルコールのように分子間で水素結合を形成することができなくなるので，水に溶けにくくなり，沸点も下がる．低分子（炭素数が少ない）のカルボン酸とアルコールからなるエステルは，揮発性成分で果物などの香気成分として重要な化合物が多い．

なお，結合手を省略するときには注意が必要である．例えば酢酸エチルは$CH_3COOCH_2CH_3$であるが，もとのアルコール側（アルコキシ側）から書くと$CH_3CH_2OCOCH_3$であり，$CH_3CH_2COOCH_3$ではない．つまり結合の順序を間違えてはならない．

第8章 エステル

発展　有機電子論からみるエステル化の反応メカニズム

カルボン酸とアルコールのエステル化は，主に強酸（塩酸，濃硫酸など）を触媒として起こる．下に塩酸（HCl）存在下で酢酸とエタノールのエステル化を例にして反応のメカニズムを説明する．

酢酸のカルボニル基C＝Oでは，CとOの電気陰性度の差によってCがδ^+，Oがδ^-に分極している．そのδ^-に荷電したOに，塩酸由来のH^+が求電子的に働き，（①）を生成する．その結果，中心のCは＋

のイオン，すなわちカチオンになる．

一方，エタノールのOは非共有電子対があり，酢酸由来のカチオン①の炭素へ求核的に接近して，②を経て③となり，水が脱離する．また，反応に使われないアニオンのCl^-が③のヒドロキシ基からH^+を奪う．その結果，エステル（酢酸エチル）が完成し，反応に用いられたH^+はもとのHClに戻って触媒としての役割を果たしたことになる．

有機化学　●　99

発展　エステルの酸または塩基による加水分解のメカニズム

　エステルは，酸性条件でも塩基性条件でも加水分解され，カルボン酸とアルコールが生成する．しかし，そのメカニズムは条件により異なる．

　酸性条件では，まずカルボニル酸素がプロトン化されてカチオンが生成する．そこに水が付加し，その後数回のプロトン移動を経てアルコールが脱離し，カルボン酸が生成する．

　塩基性条件では，水酸化物イオンがカルボニル基の炭素に求核攻撃し，アルコキシドイオン（R′O⁻）が脱離してカルボン酸が生成する．生成したカルボン酸は，塩基性溶液中ではすぐにプロトンを解離し，カルボン酸アニオンになる（ケン化）．そして酸性にすることでカルボン酸となる．

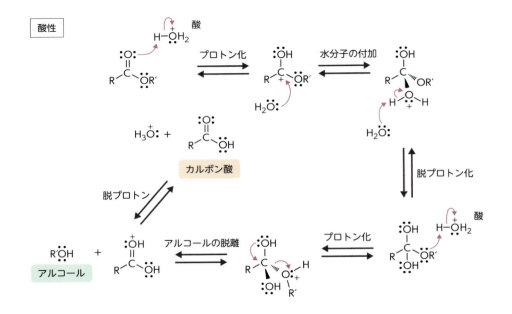

B. エステルの加水分解

　強塩基，強酸で加熱すると，エステルは比較的容易に酸とアルコールに加水分解される（詳細は p100 発展 を参照）．エステルを水酸化ナトリウムまたは水酸化カリウムなどの強塩基で加水分解し，カルボン酸の塩とアルコールに加水分解することを**ケン化**という．特に，油脂（トリグリセリド）をグリセリン（グリセロール）と脂肪酸の塩に加水分解する反応を指す．また，高級脂肪酸[1]のナトリウム塩（R－COONa）やカリウム塩（R－COOK）を**セッケン**という．

トリグリセリド（エステル） ＋ KOH → グリセリン（アルコール） ＋ 脂肪酸のカリウム塩（ケン化物）

---

3 身の回りのエステル

A. 香気成分としてのエステル

　炭素数の少ない酸およびアルコールで構成されるエステルは，フルーティな甘い香りを示すものが多く，メロンやバナナ，リンゴなどの果実が熟してくると生成される．酢酸イソアミルは，バナナの主要香気であることが知られている．これらのエステルはキャンディなどのお菓子やジュースなどの香料としてもよく用いられている．

　また，サリチル酸メチルは，花が生成するエステルとして知られるだけでなく，消炎作用があり，湿布などの貼付剤にも薬用として用いられている．

酢酸 3- メチルブチル
(3-methylbutyl acetate)
酢酸イソアミル
(isoamyl acetate)

サリチル酸メチル
(methyl salicylate)

---

[1] 炭素数が6以上の脂肪酸のことであるが，炭素数が16，18のものが多い．

B. 油脂：トリグリセリド

動植物の油脂のほとんどは中性油脂（中性脂肪ともいう）からなる．中性油脂は，グリセリンの3つのアルコールにそれぞれ脂肪酸がエステル結合しており，**トリグリセリド**という．精製油脂（市販の油脂）は，ほぼ100％がトリグリセリドから構成されている．トリグリセリドを構成する脂肪酸の組成は，油脂の種類によって異なる（**2**B参照）．

油脂のケン化により得られたケン化物，すなわち脂肪酸のカリウム塩が溶けた水溶液をHClなどで酸性にするとK^+が脱離して脂肪酸が抽出できる．

$$R-COOK \xrightarrow{\text{HCl}} R-COOH + KCl$$

脂肪酸は再びメチルエステル（$R-COOCH_3$）にしてからガスクロマトグラフ（GC）という機器で分析することができる．

C. 生体内における重要なエステル成分

栄養素やその他の食品成分は摂取後，生体内に取り込まれて代謝される際，さまざまなエステルを介して代謝，排泄される．主なエステルの種類には，**リン酸エステル**，**硫酸エステル**などがあり，それぞれリン酸または硫酸とアルコール系成分がエステル結合したものである．生体内では，酵素によってそれぞれ生成され，もとの成分よりも水溶性を高められる．リン酸エステルは，グルコース代謝の解糖系，ATPなどさまざまな代謝系の中間体として存在する．一方，硫酸エステルは，薬物毒物代謝としてコンドロイチン硫酸などムコ多糖と結合して存在する．

グルコース 6-リン酸　　コンドロイチン硫酸の一部

参考図書

1）「有機電子論解説 第4版」（井本 稔/著），東京化学同人，1990

第8章 練習問題

Q1 次のエステル化合物の構造式を書きなさい.

① 酢酸シス-3-ヘキセニル（*cis*-3-hexenyl acetate）

② ブタン酸2-メチルプロピル（2-methylpropyl butanoate）

③ リノール酸メチル（methyl linoleate）

Q2 次の化合物を加水分解したときに生成する化合物の構造式を書き, IUPAC命名法にしたがって命名しなさい.

Q3 油脂の性質の指標の1つにケン化価がある. ケン化価とは1gの油脂（トリグリセリド）をケン化するのに必要な水酸化カリウム（KOH）のmg数のことである. ケン化価が196を示した場合の油脂の平均分子量を求めなさい（整数）. ただし, KOHの式量は56とする.

解答&解説

A1 ①

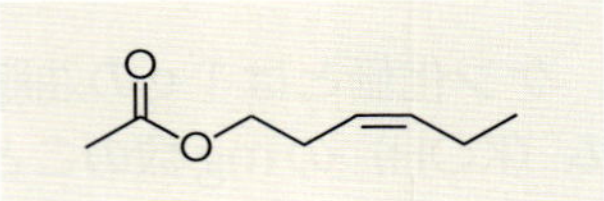

②

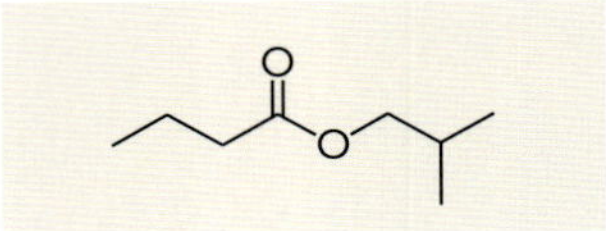

③

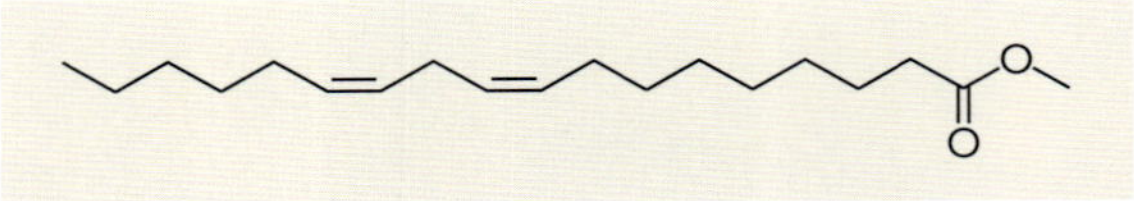

A2

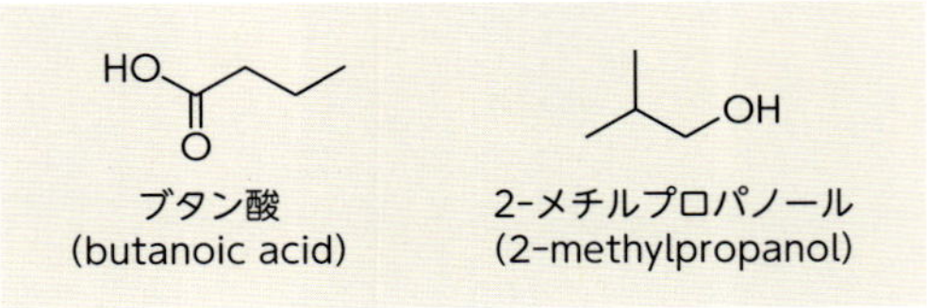

ブタン酸
(butanoic acid)

2-メチルプロパノール
(2-methylpropanol)

A3 857

油脂（トリグリセリド）のケン化では，油脂 1 mol に対し，KOH 3 mol が反応する．
196 mg の KOH は，3.5×10^{-3} mol
なので，油脂 1 g は，$3.5 \times 10^{-3} \times 1/3$ mol となる．
よって，油脂の平均分子量（A）は，

$A \times 3.5 \times 10^{-3} \times \dfrac{1}{3}$ (mol) ＝ 1 (g) という式が立てられる．

A ＝ 857

第Ⅱ部　有機化合物の性質は官能基の働きによって決まる

9章 アミンとアミド

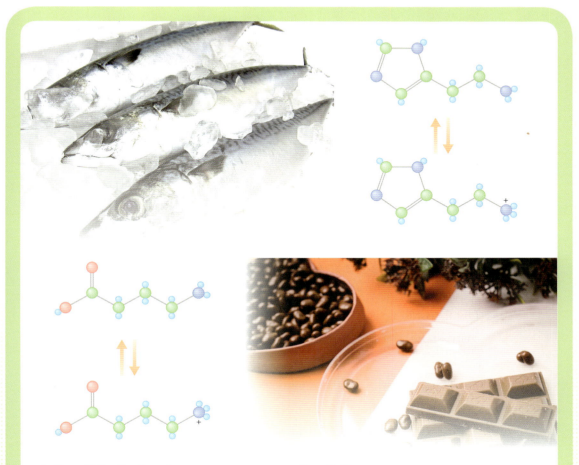

塩基性を示し，生体にさまざまな影響を与える化合物

サバなどに含まれるヒスタミンやカカオなどに含まれるGABAは，分子内にアミノ基（－NH$_2$）をもつアミン化合物である．アミノ基の窒素原子は非共有電子対をもつのでH$^+$（水素イオン，またはプロトン）を受けとって，第四級アンモニウムイオン（カチオン）として存在する．これらは生体内でそれぞれ特異的な受容体に作用してアレルギー様の食中毒や血圧の低下など生体にさまざまな影響を与える．第9章ではアミン，アミドの特性と生体への作用を学ぼう．

有機化学　105

§1 アミン（含窒素化合物）

1 アミンの命名法

A. アミンの構造

アミン（amine）は，アンモニアの水素原子が1〜3つのアルキル基または芳香族（第10章参照）のアリール（aryl）基で置換された構造をもつ化合物である．

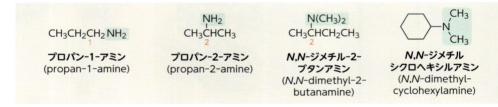

このように窒素原子上に置換基がいくつ結合しているかにより，アミン類は第一級，第二級，第三級アミンの3種類に分類される．

B. 基本的なアミンの命名法

IUPAC命名法ではアルカンアミン（alkan amine）とする．

単純なアミンは，窒素に結合したアルキル基の名称の語尾にアミンをつける場合もある．

またアミノ基（−NH₂）を置換基とみなして命名することもある．

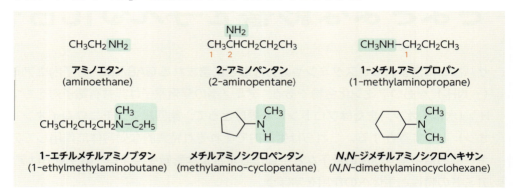

アミノ基より命名優先順位の高い官能基をもつ化合物（カルボン酸，カルボン酸誘導体，アルコール，ケトンなど）であれば，そちらを基幹名とし，アミノ基は置換基として命名する．

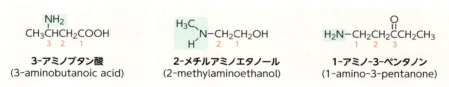

2 アミンの化学的性質

A. アミンの塩基性

1）窒素原子のもつ非共有電子対

アミンの塩基性について理解するためには窒素原子は原子番号が7，すなわち電子を7個もっており，その電子配置を知ることが大切である．

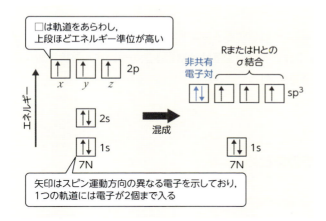

最も簡単な窒素化合物であるアンモニアやアミンの場合を考えてみる．窒素原子の7個の電子は，まず1s軌道に2個入り，次に2s軌道に2個，さらに2p（x, y, z）軌道にHundの規則にしたがって1個ずつ入る．このことから窒素が3価で，Octet則（p132 第10章 §1 発展 参照）を満たすためには3つの共有結合（σ結合）が必要なことがわかる．一見，2s軌道にある非共有電子対をそのままにして3つの2p軌道だけを利用することができるように思われるが，この状態では電子反発を最小にできないことから，エネルギー準位が2sと2pの中間に位置するsp^3混成軌道をつくれば最も安定な配置となる．エネルギー準位が同じ4つのsp^3混成軌道のうち3つをRないしHとの結合に用い，最後の

軌道に非共有電子対を収容する．その結果，アンモニウムイオンは，テトラポット型骨組みの正四面体構造をとる．

アミンは強酸と反応してアンモニウム塩を生成する．これをルイスの構造式で示すと，窒素原子の非共有電子対が電子をもたないプロトンに電子を供与することによって配位結合し，正の電荷をもつアンモニウムイオンが生成する．すなわち，余分に電子をもっていた窒素原子がプロトンに電子を与えて，カチオンとなる．

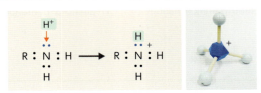

アンモニウムイオン（カチオン）は，窒素上の置換基の数により第一〜四級アンモニウムイオンとよばれる．なお，神経伝達物質であるアセチルコリンは代表的な第四級アンモニウムイオンである．

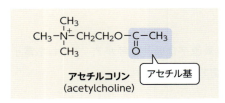

アセチルコリン (acetylcholine) ／ アセチル基

アミン（$R-NH_2$）を水に溶解すると窒素原子の非共有電子対は水分子からプロトンを受けとり塩基性を示す．このようにアミンの塩基性は窒素原子のもつ非共有電子対による（塩基についての詳細は以下 参考 参照）．

参考　酸と塩基の定義についてのまとめ

酸と塩基の定義の1つは，Brønsted-Lowry（ブレンステッド ローリー）の定義である．すなわち，相手にプロトンを与えるものが酸で受けとるものが塩基という考え方である．一方，Lewis（ルイス）の酸と塩基の定義はより一般的であり，相手に電子を与えるものを塩基，電子を受けとるものが酸としている．この場合，酸と塩基は電子対を共有することにより相互作用することを意味する．ルイス酸は最外殻電子が少なくとも2つ不足しているものであり，ルイス塩基は少なくとも1対（電子2個）の非共有電子対をもつものとなる．電子に富んだルイス塩基は電子不足のルイス酸に電子対を与えて共有結合を形成する．そのプロセスは，窒素原子や酸素原子上の非共有電子対から酸に向かうカールした矢印（⤴）として表現される．ルイスの酸と塩基の定義では，ブレンステッド-ローリーの定義で用いられたH^+やOH^-も包括して一義的に説明することができる．

ルイス酸
BF_3, $MgCl_2$, $AlCl_3$, CH_3^+, H^+ など

ルイス塩基
H_2O, NH_3, H_2S, $N(CH_3)_3$, OH^- など

R–N–H + H–ÖH $\rightleftharpoons$ R–N–H + :ÖH

アンモニウム
イオン

ヒドロキシ
イオン

2) 塩基性の強弱

　アミンとそのアンモニウムイオン（R－NH$_3^+$）は塩基とその共役酸の関係にある．この反応は平衡反応であり，アミンの塩基性を比較する場合，塩基の代わりにアミンの共役酸であるR－NH$_3^+$の酸性度定数K_aの指数pK_a＝－log K_aを用いる．ここでpK_a値が大きいほど強い塩基性であることを示す（表1，pK_aについては第10章 §2も参照）．

R–NH$_3^+$ ＋ H$_2$O $\overset{K_a}{\rightleftharpoons}$ R–NH$_2$ ＋ H$_3$O$^+$

共役酸　　　　　　　　　　　　　塩基

$$K_a = \frac{[RNH_2][H_3O^+]}{[RNH_3^+]} \qquad pK_a = -\log K_a$$

　前述のように窒素原子の非共有電子対がアミンの塩基性（あるいは求核性）の決定要因であることから，窒素原子上の置換基の種類によって塩基性の強弱も決まる．もし窒素原子上に電子供与性のアルキル基があれば窒素の電子密度は高まり，塩基性は大きくなる．逆に電子求引性の芳香環のあるアニリンでは窒素原子の電子密度は低くなり，塩基性は小さくなる．またトリメチルアミンのような第三級アミンでは窒素原子の周りが立体的に混み合っている（立体障害がある）場合は少し塩基性が弱められることになる．

表1　アンモニウムイオンのpK_a値からみたアミンの塩基性

名称	アミン	アンモニウムイオン	アンモニウムイオンのpK_a値
アンモニア	NH_3	NH_4^+	9.30
メチルアミン	CH_3NH_2	$CH_3NH_3^+$	10.64
ジメチルアミン	$(CH_3)_2NH$	$(CH_3)_2NH_2^+$	10.71
トリメチルアミン	$(CH_3)_3N$	$(CH_3)_3NH^+$	9.77
エチルアミン	$C_2H_5NH_2$	$C_2H_5NH_3^+$	10.67
プロピルアミン	$C_3H_7NH_2$	$C_3H_7NH_3^+$	10.58
アニリン	⬡—NH_2	⬡—NH_3^+	4.63

有機化学　109

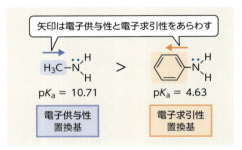

B. アミンの沸点と分子間相互作用

　分子量の近いアルカン，アミン，アルコールの沸点を比べると，アルカン＜アミン＜アルコールの順に沸点が高くなる（表2）．この差は分子間相互作用の違いにより説明できる．アルコールやアミンは分子間水素結合を形成することができる．物質を加温することで熱エネルギーにより分子の運動が活発になり，沸騰するためには水素結合を断ち切る必要がある．したがって強い分子間相互作用を形成する物質の沸点はその分だけ高くなる．アミンのN－HとN間の水素結合は，対応するアルカンの沸点を上昇させるが，その効果はアルコールのO－HとO間の水素結合ほどは強くない（Oの方がNより電気陰性度が大きいため）．また炭素数1〜6までの単純なアミンは高い水溶性を示す．このことは，アミン窒素の非共有電子対と水分子の水素との水素結合や第一級および第二級アミンの水素と水分子の酸素の非共有電子対との水素結合による．

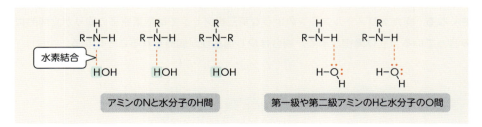

表2　アルカン，アミン，アルコールの沸点

			沸点（℃）
アルカン	エタン (30)	CH_3CH_3	−88.6
	プロパン (44)	$CH_3CH_2CH_3$	−42.1
アミン	メチルアミン (31)	CH_3NH_2	−6.3
	エチルアミン (45)	$CH_3CH_2NH_2$	+16.6
アルコール	メタノール (32)	CH_3OH	+65.0
	エタノール (46)	CH_3CH_2OH	+78.5

（　）内は分子量．

3 アルカロイド

アルカロイド（alkaloid）は天然物に由来し窒素原子を含む化合物の総称で，大部分は植物成分として見出される．毒物が多いので食品衛生上注意が必要である．また，アルカロイドという名称は塩基性を意味するアルカリ（alkali）が語源である．ここでは，以下の代表的なアルカロイドを紹介する．

ジャガイモの芽や日光が当たることによって緑変した部位には，中毒を起こす配糖体[1]であるソラニンが局在するので，調理の際には取り除く．

また魚類では，テトロドトキシンはフグ毒として有名であるが，フグが生合成するのではなく，海洋性の細菌が産生し，食物連鎖によりフグに生物濃縮される．フグにとっては身を守る生体防御物質である．テトロドトキシンはナトリウムイオンチャネルに作用する神経毒で摂取すると麻痺し，呼吸困難となる．

モルヒネはケシを原料とするアヘンから抽出される麻薬として有名であるが，末期がん患者の疼痛を緩和する医薬として使用されることがある．

ライ麦やその他のイネ科植物の花穂に寄生する麦角菌由来のエルゴタミンは，交感神経遮断作用や血管収縮作用を呈する．また，幻覚作用，向精神作用をもつLSDはエルゴタミンの関連化合物で，日本では覚せい剤取締法で規制されている．

タバコ葉に含まれるニコチンならびに南米アマゾン地帯に生息するエクアドル産毒カエル

Column

苦味とアルカロイド（キニーネを例として）

食べ物の味は，五基本味（甘味，酸味，塩味，苦味，うま味）に分類されるが，そのなかで苦味を呈する化合物は閾値[2]が低い．アルカロイドは強い苦味を呈するものが多く，閾値が低いことが知られている．アルカロイドには毒性があるものが多いことから，人類は生存のために苦味に対する感受性を進化させてきたともいえる．また，一般にアルカロイドは使い用または薬量によっては医薬品として役に立つものが多い．まさに「良薬，口に苦し」である．その代表的な例といえるアルカロイドがキニーネである．

キニーネ（分子式$C_{20}H_{24}N_2O_2$）は，南米原産のアカネ科キナノキ属（*Cinchona*属）の植物であるキナの樹皮に含まれるアルカロイドである．キニーネの塩酸塩は，マラリアの特効薬として有名な医薬品である．マラリアは，マラリア原虫を

もった蚊（ハマダラカ）に刺されることで感染し，高熱を発し，死に至る割合の高い病気である．

現在では，キニーネをモデルにして合成されたクロロキンやメフロキンが主な治療薬として使用されているが，これらに対して耐性があるマラリアに対しては，今もキニーネが使用される．

なお，キニーネは味覚の官能検査を行う際に，苦味の標準物質として使用されることが多い．

キニーネ
(quinine)

※1　配糖体：糖がグリコシド結合によりさまざまな原子団（分子）と結合した化合物の総称である．配糖体の糖以外の部分をアグリコンまたはゲニンとよぶ．

※2　閾値：味覚に関する官能検査で用いられる用語で，検知閾値と認知閾値がある．前者は，何か味に違いがあると感じられる最小濃度（薄い限界の濃度）で，後者は，どのような違いなのかを感じられる最小濃度（薄い限界の濃度）のこと．

有機化学　111

参考 塩基性，強酸性，弱酸性有機化合物の液性による分画

　今，3種類の有機化合物である安息香酸，p-クロロフェノール，N,N-ジメチルアニリンが水と混ざらない有機溶媒の酢酸エチルに溶けているとする．これら3種を分離する簡単な方法はないだろうか？そのためには，化合物の酸が塩基と塩を形成する反応を利用するとよい．3種類の有機化合物が溶けた酢酸エチル溶液を分液漏斗に移し，そこへ弱塩基のNaHCO₃水溶液を入れて振り混ぜ分配する．カルボキシ基をもち，強酸である安息香酸は，プロトンを失ってNa塩となり，下層のNaHCO₃水溶液（水相[※3]）へ移行する〔上層の有機相[※3]には，p-クロロフェノールとN,N-ジメチルアニリンが分配されている（溶液ⓐ）〕．NaHCO₃水溶液を別の容器へ分離し，塩酸（HCl）を加えて酸性にすると，安息香酸のNa塩はNa⁺を遊離してカルボン酸に戻る．これを分液漏斗に移して酢酸エチルで抽出し，有機相を分離すると安息香酸が得られる．次に，溶液ⓐを入れた分液漏斗へ強塩基のNaOH水溶液を加えて振り混ぜ分配する．弱酸であるp-クロロフェノールの-OH基は，プロトンを失ってフェノキシドNa塩となり，下層のNaOH水溶液（溶液ⓑ）へ移行する（上層の有機相には，N,N-ジメチルアニリンのみが分配されて残っている）．溶液ⓑを別の容器へ分離し，塩酸（HCl）を加えて酸性にすると，フェノキシドNa塩はNa⁺を遊離してフェノールの-OH基に戻る．これを分液漏斗に移して酢酸エチルで抽出し，有機相を分離するとp-クロロフェノールが得られる．

　なお，一連の分画操作の過程で分配に用いた酢酸エチルは，接触した酸や塩基が触媒となるため，一部加水分解されて酢酸とエチルアルコールを生じる（第8章を参照のこと）．

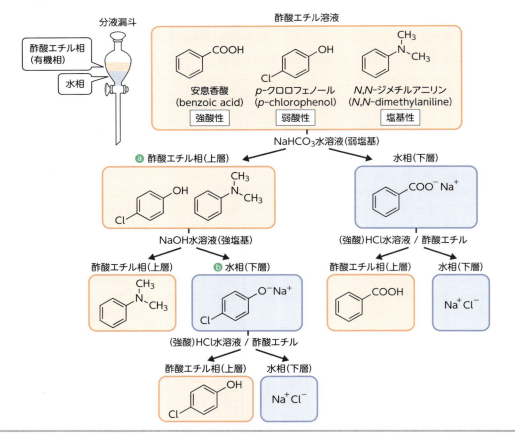

[※3] 水相と有機相の相は，物理化学的な物質の状態をあらわす用語であるphaseの意味で用いられる．水層と有機層の層は，上下の重なりをあらわす用語であるlayerの意味である．上記の分配操作では，相と層のいずれも用いることができる．

の皮膚から分泌されるエピバチジンは，どちらもコリン作動性神経系のニコチン性アセチルコリン受容体を活性化し，神経を興奮させる.

　アルカロイドは，概して毒性のあるものが多いが，多様な生理活性を示すことからその化学構造がヒントとなって新薬の発見に結びついた例が多い．アルカロイドは，薬学領域では重要な物質群である.

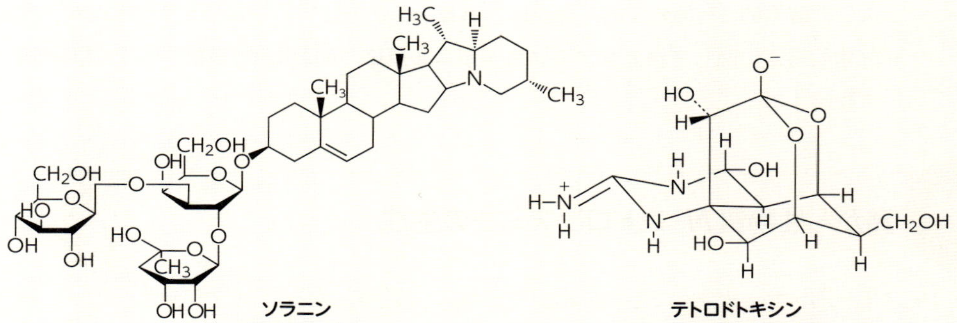

ソラニン
(solanine)

テトロドトキシン
(tetrodotoxin)

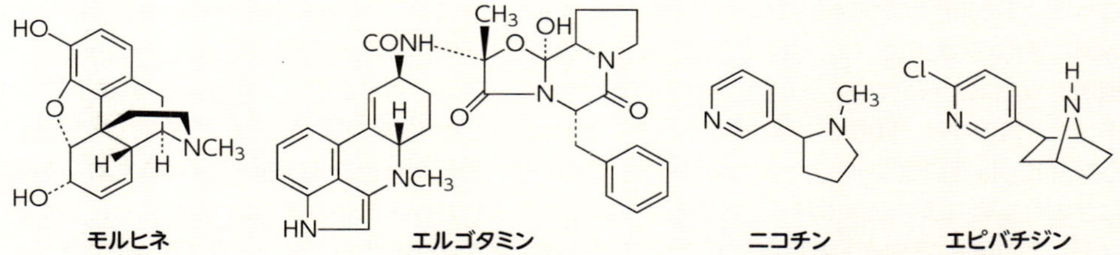

モルヒネ
(morphine)

エルゴタミン
(ergotamine)

ニコチン
(nicotine)

エピバチジン
(epibatidine)

4　アミンの反応

A. シッフ塩基の生成

　アンモニアやアミンの窒素原子の非共有電子対は，δ^+に分極したカルボニル炭素原子に対して求核的に攻撃をする．第一級アミンの例を以下に示す．最初に生成する付加物は**ヘミアミナール**とよばれる不安定な中間体であり，その後水分子が脱離して炭素と窒素間に二重結合をもつ**Schiff 塩基**（$>C=N-$）が生成し，これを**イミン**（imine）という．さらにイミンを水素化シアノホウ素ナトリウム（$NaBH_3CN$）などで還元するとアミンが得られる.

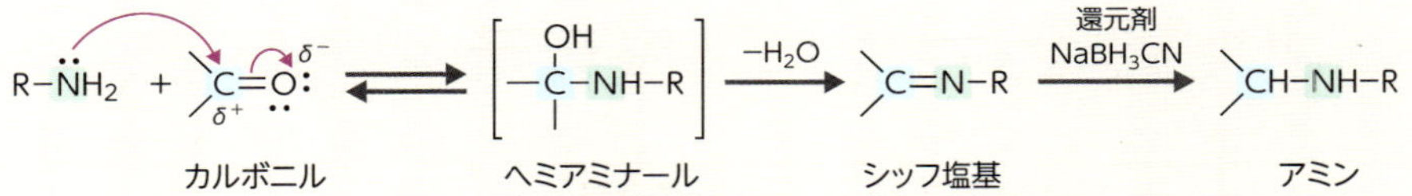

カルボニル　　ヘミアミナール　　シッフ塩基　　　アミン
　　　　　　　(hemiaminal)　　イミン(imine)

有機化学 ● 113

B. アミノカルボニル反応（メイラード反応）

味噌や醤油は褐色をしており，さらに特有の好ましい香りがする．これらは，原料である大豆や麦に含まれている糖類のカルボニル基とアミノ酸，タンパク質のアミノ基が製造の過程で化学反応した結果，褐変が起こり，またヘテロ環化合物などの香気成分が生成するからである．褐変反応には，微生物などの酵素が関与する生化学的な反応と酵素が関与しない非酵素的（有機化学的）な反応がある．ここではアミンの化学反応として，食品の非酵素的褐変に関して重要な**アミノカルボニル反応（Maillard反応[※4]）**の前期段階について説明する．

発展　発がん性物質 *N*-ニトロソアミンの生成

1957年，ノルウェーにおいて毛皮を得るために飼育されていたミンクなどの家畜が大量死する事件が起こった．その原因は1964年になって解明され，家畜の餌に使用された魚粉（ニシン）に防腐剤として亜硝酸ナトリウム（$NaNO_2$）が添加されていたためであった．胃の中は，胃酸によりpHが1～2であるから$NaNO_2$は亜硝酸（HNO_2）となる．一方，ニシンに含まれる第二級アミンであるジメチルアミン〔$NH(CH_3)_2$〕が胃内でHNO_2と反応してニトロソ化合物が生成し，その中毒によりミンクが大量死したことが判明した．この事件がきっかけとなり，アミンの*N*-ニトロソ化反応が詳細に研究された．

アミンとHNO_2が酸性条件下（H^+）で反応して*N*-ニトロソアミンが生成する．$NaNO_2$は食品添加物の一種でハムやソーセージの発色剤（ボツリヌス菌の静菌作用もある）として使用されており，畜肉由来のアミン類と胃の中の酸性条件下において反応し，*N*-ニトロソアミンが生成するといわれている．また野菜由来の硝酸塩が口腔内細菌によりHNO_2に還元されてアミン類と反応し，胃の中で*N*-ニトロソ化が起こると指摘されている．*N*-ニトロソアミンは，体内の薬物代謝酵素シトクロムP450により代謝活性化を受けた後メチルカチオン（CH_3^+）として遺伝子DNAをメチル化して発がんを誘導すると考えられている．HNO_2はプロトンがOH酸素の非共有電子対に配位することで水分子が脱離し，正電荷を帯びたニトロソニウムイオン（NO^+）が生成し，ここへ第二級アミン窒素の非共有電子対が求核攻撃することで*N*-ニトロソアミンが生成する．

N-ニトロソアミン
(*N*-nitrosoamine)

発がん性物質

※4　メイラード反応（Maillard reaction）のメイラードは，フランス人化学者の名前（Louis Camille Maillard）にちなんでいる．メイラードはMaillardを英語読みしたものであるが，マヤールと表記した方がフランス語の発音に近いとしてマヤール反応と書かれることもある．

114　●栄養科学イラストレイテッド

糖類について（詳細は**第11章**参照），ここでは食品に含まれる代表的なカルボニル化合物としてアルデヒド基をもつグルコースを例にしてアミンとの反応を示す．グルコースのアルデヒド基とアミンのアミノ基の間で水分子が脱離し，炭素と窒素の間に二重結合がある**シッフ塩基**のイミンが生成する．次にプロトンが，イミンの窒素原子上にある非共有電子対に接近して配位結合し（イミンのプロトン化），その結果，Nが正電荷をもつイオンとなる．ここから炭素上のH$^+$が脱離してエノール型の1,2-エナミノールとなり，さらにケト型へ変化する．この変化を**アマドリ転位**という．ここまでの反応が褐変反応の前期段階といえる．ここではアミンの主要な反応の説明に留めて後期段階の反応については説明を省略するが，最終的に生成する褐色の高分子化合物を**メラノイジン**という．また，アミノカルボニル反応は食物だけではなく，ヒトの体内でも起きる．例えば糖尿病性白内障という疾患は，眼球の水晶体の中でグルコースのような還元糖と水晶体を構成するタンパク質の間でアミノカルボニル反応が起きることが原因であることがわかっており，生体の老化現象との関連でも活発に研究が行われている．

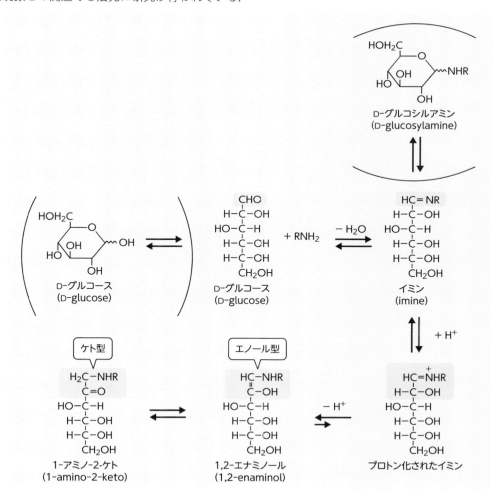

5 食品に含まれるアミン

　ヒスタミン（histamine）が高濃度に蓄積された食品（魚類のサバなど）を食べると個人差はあるが，ヒスタミン受容体（タンパク質）への作用を介したアレルギー様の食中毒を発症することがある．食品中のヒスチジン（必須アミノ酸の一種）にある種の微生物が作用することでヒスタミンが生成する．ヒスチジンを含む食品を常温に放置するなど不適切に保管するとヒスタミン産生菌が増殖することになる．一方，発芽玄米やカカオなどに含まれるγ-アミノ酪酸（γ-aminobutanoic acid：**GABA**）は，アミノ酸の一種であるが，脳や脊椎で抑制性神経伝達物質として働く．GABAがその受容体を活性化することで交感神経の亢進を抑え，血管を収縮させる作用をもつノルアドレナリンの分泌を抑えることにより血圧を低下させることが知られている．

§2 アミド（カルボン酸の窒素誘導体）

1 アミドの命名法

A. アミドの構造

アミド（amide）は，カルボン酸の窒素誘導体とみなされ，生化学的にも重要である．アミドはタンパク質をつくるアミノ酸単位同士の結合を構成し，また多くの単純な構造のアミドはさまざまな生理活性を示す．アミドは，窒素原子上のアルキル置換基をもたない第一級アミド，置換基を１つもつ第二級アミド，そして置換基を２つもつ第三級アミドに分類される．

第一級アミド　第二級アミド　第三級アミド

アミドはかなり高い極性を示すため容易に分子間水素結合を形成できる．したがって比較的高い沸点をもつが，窒素原子上の水素がアルキル基に置換されると水素結合を形成しにくくなり，沸点や融点は低くなる．

発展　アミドの炭素−窒素結合

アミドの炭素−窒素結合は回転可能な単結合（σ 結合）として描かれるが，実際のところ，この結合軸のまわりの回転は拘束されている．その理由はアミドの共鳴構造により説明できる．C＝O部分の二重結合（π 結合）をつくる π 電子が電気陰性度が大きい酸素側に引き寄せられると，炭素は電子不足となり，ひいては隣の窒素原子上の非共有電子対が引っ張られるので炭素−窒素間に π 結合ができ，両性イオン構造をとる．そのためアミドは平面構造をもつことになり，部分的に二重結合性を帯びている．アミド窒素上の非共有電子対は炭素側に引き寄せられるため，H^+ への電子供与能力が低い．

一方，アミドは強塩基があれば H^+ が引き抜かれやすい．その理由の１つは負電荷をもつ**アミダートアニオン**（amidate anion）が共鳴安定化していることにある．さらにアミド窒素原子が部分的に正電荷 δ^+ を帯びているため（電子不足），Nと結合しているHは引き抜かれやすく，すなわちプロトンを放出しやすくなる．

アミダートアニオン

有機化学　117

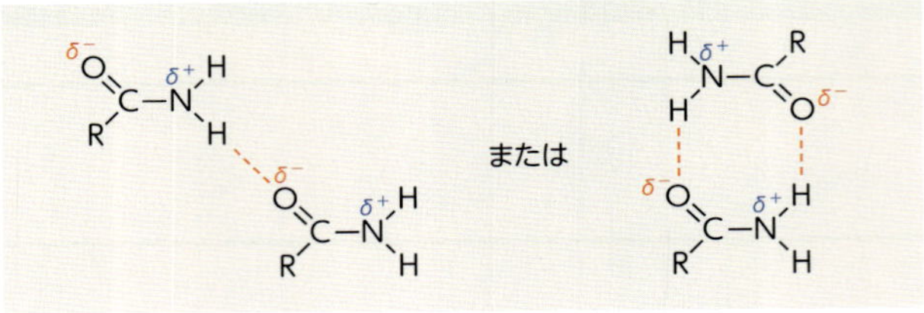

B. アミドの命名法

　　アミドはカルボン酸の誘導体であることから，酸の名称の語尾，例えば，蟻酸〔formic acid（慣用名）またはmethanoic acid（IUPAC名）〕，酢酸〔acetic acid（慣用名）またはethanoic acid（IUPAC名）〕，ブタン酸（butanoic acid），安息香酸（benzoic acid）の –icまたは –oicを（–amide）に変える．

メタンアミド
(methanamide)
ホルムアミド
(formamide)

エタンアミド
(ethanamide)
アセトアミド
(acetamide)

ブタンアミド
(butanamide)

安息香酸アミド
(benzamide)

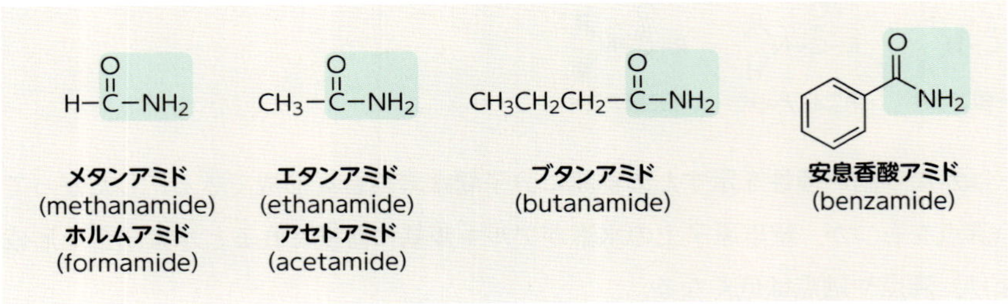

2 アミドの生成

　　アミンとカルボン酸無水物，またはエステルやハロゲン化アシルとを反応させるとアミドが生成する．これらの反応は，アミンの非共有電子対（求核剤）が電子密度の低い（δ^+）カルボニル炭素に求核攻撃することで起きる，すなわち求核的アシル化反応である．

118 　●　栄養科学イラストレイテッド

カルボン酸無水物

R-C-O-C-R
(O, O above)
カルボン酸無水物

R-C-O-R
(O above)
エステル

R-C-X
(O above)
ハロゲン化アシル

+

NH₃
アンモニア

R-NH₂
第一級アミン

R₁ N-H R₂
第二級アミン

→

R-C-NH₂
(O above)
第一級アミド

R-C-N R H
(O above)
第二級アミド

R-C-N R₁ R₂
(O above)
第三級アミド

(Ar)R-C-Cl + R'-NH₂ → (Ar)R-C-Cl, R'-N⁺-H, H → −Cl⁻ → (Ar)R-C-N⁺H, R'-N⁺H, H + R'-NH₂ → (Ar)R-C-N R' H

R または R′ はアルキル基，Ar はアリール基で芳香環を意味する．カルボン酸誘導体の R は Ar でもよい．

---

3 アミドの加水分解と還元

アミドは他のカルボン酸誘導体（エステル，酸無水物，ハロゲン化アシル）と同様に求核剤と反応する．例えば水により加水分解される．すなわち，水の酸素原子の非共有電子対がカルボニル炭素に求核攻撃することで反応がはじまる．また，アミドを水素化リチウムアルミニウム（$LiAlH_4$）などで還元するとアミンに変換することができる．

$R-C-NH_2 + H-OH$ $\xrightarrow{H^+ または OH^-}$ $R-C-OH + NH_3$

$R-C-N{R_1 \atop R_2}$ $\xrightarrow{LiAlH_4}$ $R-C-N{R_1 \atop R_2}$ （H, H）

第9章 アミンとアミド §2 アミド

有機化学 119

4 ペプチド結合

　タンパク質やペプチド（peptide）の場合，α-アミノ酸同士がおのおののカルボキシ基とアミノ基との間でアミド結合を形成する（**ペプチド結合**）．タンパク質などを構成するα-アミノ酸は，側鎖（R）の構造が異なるものが20種類ある．ペプチド結合では，側鎖は立体障害の少ない交互に配置される．アミド結合の性質（p117 発展 参照）のところでも述べたように，アミドの窒素原子はsp²混成軌道様（平面性）であり，O－C－N間は共鳴構造をとるため二重結合性を示す．またペプチド鎖同士は，N－HとO＝C間に水素結合を形成することができ，これが複雑なタンパク質の高次構造をつくることに一役買っている（詳細はp204 第13章 発展 を参照）．

ペプチド結合単位　　水素結合

Column

発がん性物質アクリルアミド

　アクリルアミド（acrylamide）は発がん性のある化学物質である．本来はポリマーなどの工業原料であるが，食品中にも含まれることが知られている（ポテトチップス，コーヒー，アーモンド，クッキーなど）．食品原料に含まれるアミノ酸（例えば最も有名な事例としてアスパラギン）とフルクトースまたはグルコースなどの還元糖が，揚げる，焼く，焙るなどの調理中加熱（120℃以上）により，アミノカルボニル反応（メイラード反応，褐色物質メラノイジンが生成する褐変反応）が起こり，その過程のなかでアクリルアミドが生成する

と考えられている．しかしながら，メイラード反応以外の反応経路でもアクリルアミドができる可能性もあり，世界中で生成メカニズムに関する調査研究が行われている．

アクリルアミド

9章 練習問題

Q1 以下の化合物をIUPAC命名法にしたがって命名し，塩基性の強い順に並び替え，その理由を説明しなさい．

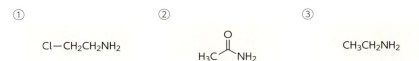

Q2 アンモニアとジメチルアミンでは，どちらの塩基性が何倍強いかを求めなさい．

Q3 *N,N*-ジメチルプロピルアミン（*N,N*-dimethylpropylamine）の構造式を書きなさい．

Q4 以下の化合物をIUPAC命名法にしたがって命名しなさい．

H₃C–CH₂–C(=O)–N(CH₃)₂

Q5 以下の反応生成物の構造式を書き，IUPAC命名法にしたがって命名しなさい．

C₆H₅–C(=O)–Cl + H₃C–CH(CH₃)–CH₂–CH₂–NH₂ ⟶

解答＆解説

A1 ①1-クロロエタンアミン（1-chloroethanamine），②エタンアミド（ethanamide），③エタンアミン（ethanamine）．塩基性は③＞①＞②の順に強い．エタンアミンは第一級脂肪族アミンであり，このなかで最も塩基性が高い．1-クロロエタンアミンは，塩素原子の電子求引性効果により電子が塩素原子側に引き寄せられるため，窒素原子上の電子密度が少しだけ低下し，窒素原子がプロトンを受容する効果（塩基性）が弱くなる．エタンアミドでは，C＝Oのカルボニル基のπ電子が酸素原子に引き寄せられ，炭素原子の電子密度が低くなり，隣の窒素原子の非共有電子対が炭素原子上に異性化するため，窒素原子の塩基性はこれらのなかで最も弱くなる．

A2 ジメチルアミンが26倍塩基性が強い
アンモニア：$pK_a = 9.30$　$K_a = 10^{-9.3} = 5.0 \times 10^{-10}$
ジメチルアミン：$pK_a = 10.71$　$K_a = 10^{-10.71} = 1.95 \times 10^{-11}$
$5 \div 0.195 = 25.6$

A3

A4 *N,N*-ジメチルブタンアミド（*N,N*-dimethylbutanamide）

A5 *N*-（2-メチルブタン）ベンゼンカルボキサミド
〔N-（2-methylbutane）benzenecarboxamide〕

122　● 栄養科学イラストレイテッド

第Ⅲ部
ベンゼン環がもつ
芳香族特有の性質とは

第Ⅲ部　ベンゼン環がもつ芳香族特有の性質とは

はじめに

　第Ⅲ部ではベンゼン環をもつ化合物の性質について学ぶ．ここでは，ベンゼン環をもつ化合物として，芳香族アミノ酸を例にとり上げる．

　タンパク質は，アミノ酸が重合した高分子化合物である（詳細は，第13章で記述）．タンパク質を構成するアミノ酸のなかには，芳香族アミノ酸が4つ含まれている（図1）．フェニルアラニンとチロシンにはベンゼン環，ヒスチジンにはイミダゾール環，トリプトファンにはインドール環が存在し，これらは芳香族炭化水素である．これら芳香族炭化水素の特徴は，脂肪族炭化水素と比較して化学的に（エネルギー的に）安定であることである．芳香族炭化水素は，後述するヒュッケル則（$4n+2$個のπ電子をもつ）を満たす（第10章§1参照）．フェニルアラニンとチロシンのベンゼン環は，共役二重結合が3個あるのでπ電子の数は6個（ヒュッケル則で$n=1$の場合）である．ヒスチジンのイミダゾール環は共役二重結合が2個でπ電子の数は4個であるが，窒素原子上の非共有電子対の電子2個を含めて，電子6個で環を形成している．トリプトファンのインドール環は共役二重結合が4個でπ電子の数は8個であるが，窒素原子上の非共有電子対の電子2個を含めて，電子10個（ヒュッケル則で$n=2$の場合）で環を形成している．これら芳香族アミノ酸は，生体内で代謝されてさまざまな機能をもつ分子の構造に変換されるが，芳香環は比較的安定に存在する．また，脂肪族炭化水素における炭素間の単結合（σ結合）の長さは1.54×10^{-10} m（0.154 nm）で，二重結合（π結合）の長さは1.33×10^{-10} m（0.133 nm）である．しかし，ベンゼン環では6個の炭素間の結合の長さは一律に1.40×10^{-10} m（0.140 nm）で単結合と二重結合のほぼ中間の長さであることは興味深い．これからさらに詳しく芳香族化合物について学ぶのであるが，特にベンゼン環上にヒドロキシ基をもつフェノール類は抗酸化性などの機能をもつ食品成分が多くあり，細胞の老化抑制（アンチエージング）などの予防医学的な観点からも重要な機能を担っているといえる．

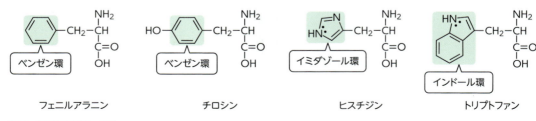

図1　芳香族アミノ酸

第Ⅲ部　ベンゼン環がもつ芳香族特有の性質とは

10章 芳香族化合物

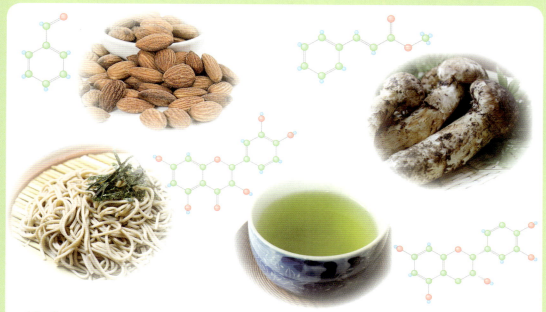

"亀の甲"をもつ芳香族化合物 食べ物の色や抗酸化性など 多彩な性質をもっている

われわれが食用にしている植物の成分には，これから学ぶベンゼン環をもつ化合物が少なくない．例えば，アミノ酸のフェニルアラニンやトリプトファン，アーモンドの香気成分ベンズアルデヒド，シナモンティーや京都銘菓として知られる「八つ橋」などに含まれる香気成分桂皮アルデヒド，マツタケの香気成分桂皮酸メチル，バニラの甘い芳香成分バニリン，蕎麦や玉ねぎに含まれ，抗酸化性のあるポリフェノールであるケルセチン，お茶の渋味成分没食子酸エピガロカテキン，大豆に含まれるイソフラボンの一種であるゲニステイン，赤シソに由来する梅干しの色素アントシアニンの一種であるシソニンなど，例をあげるときりがないほどである．このようにベンゼン環をもつ化合物は代表的な芳香族化合物に分類され，食品成分として重要な化合物が多い．第10章では，芳香族化合物の化学的な性質や反応性について学ぼう．

有機化学　125

§1 芳香族炭化水素

1 芳香族化合物とは

芳香族化合物は環状の炭化水素である芳香環をもつ化合物である．最も代表的でシンプルな芳香族化合物は正六角形をした**ベンゼン**である．同じ六角形をした環状の脂肪族炭化水素であるシクロヘキサンとは異なる芳香族性といわれる特有の化学的性質をもっている（シクロヘキサンは第3章参照）．ベンゼンは，正六角形の平面的な環状構造（Keku̇léの式，以下コラム参照）をしており，3つの二重結合が1つおきにあって，順に移動するような共鳴混成体となり構造が安定している．後に，量子化学の進歩によって右側のように正六角形の中に円を描いた構造も使用される．

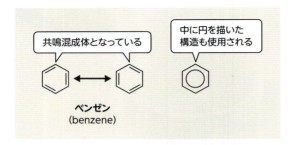

ベンゼン (benzene)

冒頭でも示したように多くの食品に芳香族化合物が含まれている．

Column

ケクレによるベンゼンの構造決定

August Kekulé（1829-1896）はドイツのギーセン大学で建築学を学んでいたが，当時著名な化学者であったLiebigの講義を聞く機会があり，感銘を受けた彼は化学に転向した．いわば分子の建築学に目を転じたといえる．ケクレの重要な研究上の貢献はベンゼンの構造式を提示したことである．イギリスの著名な化学者であったFaradayが，1825年ベンゼンを分離し，分子式がC_6H_6であることを見出した．しかしその後，ベンゼンの構造が決定されるには至らなかった．真偽のほどは定かではないが，ベンゼンの構造について語り継がれているエピソードがある．ある日，ケクレがベルギーに滞在中，暖炉の前でうとうとと居眠りをしていると，1匹の蛇が自分の尻尾をくわえてダンスをしているかのようにぐるぐると回りだす夢を見た．この夢がインスピレーションとなって，ベンゼンは二重結合が1つおきにある正六角形をした環状構造であるという考えに至り，1865年に発表したとのことである．ファラデーがベンゼンを発見してから40年後のことである．なお，夢を見たのはロンドン滞在中の馬車の中であったというエピソードもある．

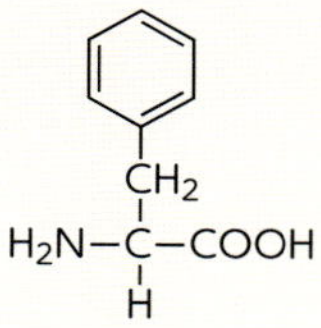

フェニルアラニン
(phenylalanine)

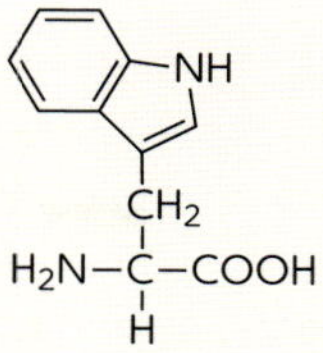

トリプトファン
(tryptophan)

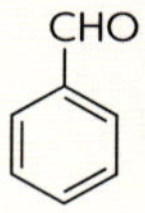

ベンズアルデヒド
(benzaldehyde)

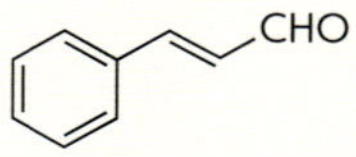

桂皮アルデヒド
(cinnamaldehyde)

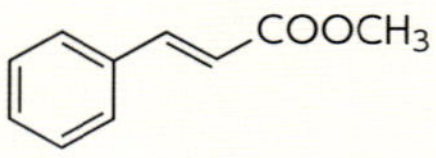

桂皮酸メチル
(methyl cinnamate)

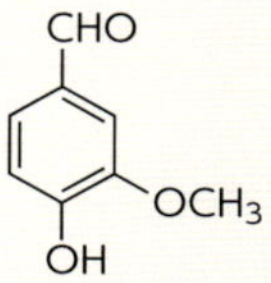

バニリン
(vanillin)

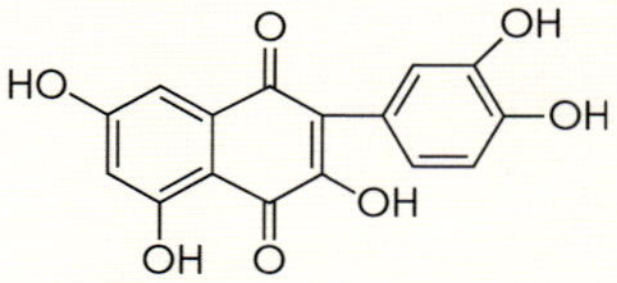

ケルセチン
(quercetin)

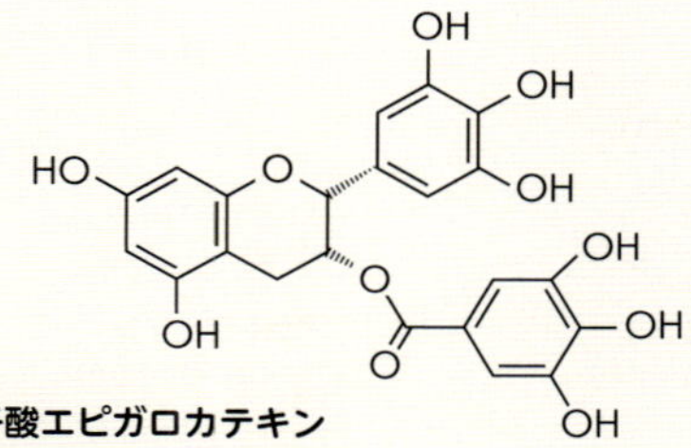

没食子酸エピガロカテキン
（エピガロカテキンガレート）
(epigallocatechin gallate：EGCG)

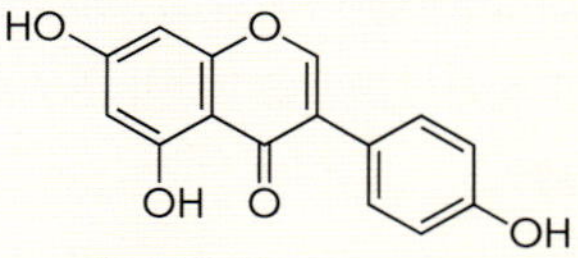

ゲニステイン
(genistein)

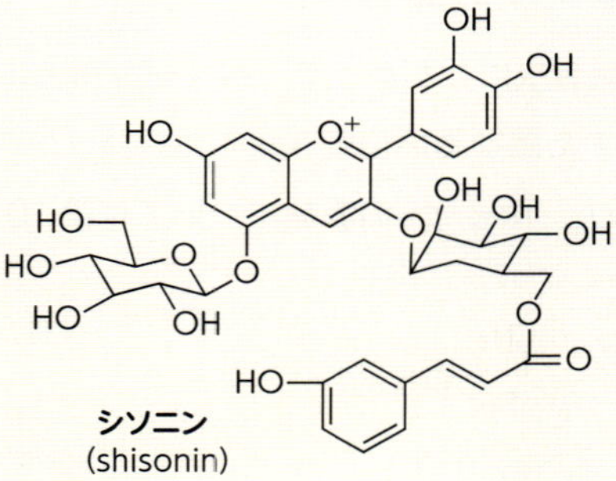

シソニン
(shisonin)

第10章 芳香族化合物

§1 芳香族炭化水素

2 芳香族炭化水素の命名法

A. 一置換ベンゼンの命名

　ベンゼンの前に置換基の名称を付ける．また，よく知られた名称として慣用名も用いられる．

有機化学 ● 127

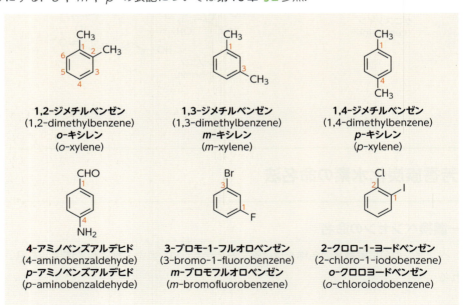

B. 二置換ベンゼンの命名

　IUPAC命名法にしたがって，ベンゼン環上にある異なる置換基の名称はアルファベット順とし，また置換基の位置を示すナンバリングは，できるだけ扱う数字が小さくなるようにする．*o*-，*m*-，*p*-の表記については第10章 §2 参照．

C. 多置換ベンゼンの命名

　食品添加物の酸化防止剤として使用されているブチルヒドロキシアニソール（BHA）を例にして三置換ベンゼンの命名について説明する．最初の2つはよく知られた一置換ベンゼンのアニソールとフェノールである．アニソールを母体（基幹名）とすると置換基のメトキシ基（－OCH₃）が結合したベンゼン環上の炭素原子をナンバリングの1とする．あと2つの置換基である *tert*-ブチル基とヒドロキシ基の名称をアルファベット順とする．このときに気を付けなければならないことは，*tert*-butyl の b と hydroxy の h を比べてアルファベット順にするのであって，*tert*- の t と hydroxy の h で順番を決めるのではない．また，置換基の位置を示すナンバリングは，できるだけ扱う数字が小さくなるようにしなければならないが，置換基名のアルファベット順を優先する．結局，アニソールを母体とすると 3-*tert*-ブチル-4-ヒドロキシアニソールとなり，BHA と略される．また，フェノールを母体として命名すると置換基のヒドロキシ基（－OH）が結合したベンゼン環上の炭素原子をナンバリングの1とするので 2-*tert*-ブチル-4-メトキシフェノールとなる．
　このように慣用名を母体として命名する方法も認められている．

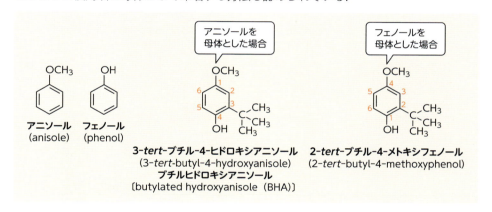

3　芳香族性に関する法則（ヒュッケル則）

　芳香族化合物は環状の平面構造をしており，π電子は炭素-炭素間の二重結合に孤立しているのではなく共役系全体に広がっており，非局在化することによって安定な構造になる．π電子のこのような状態を雲に例えて，分子平面の両側に非局在化したπ電子雲という（図1）．
　芳香族化合物に関する法則である Hückel 則は，炭化水素が環状構造をした共役系全体におけるπ電子の総数が 4n + 2 個の場合に（ただし n は整数値），芳香族性を示すという法則である．以下の①〜⑥の炭化水素は，二重結合の数が，それぞれ2個，3個，4個，

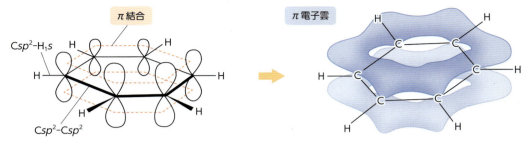

図1 ベンゼンの構造とπ電子雲

5個，5個，7個である．したがってπ電子の総数がそれぞれ4個，6個（n = 1），8個，10個（n = 2），10個（n = 2），14個（n = 3）であるから，芳香族性を示す化合物はヒュッケル則，すなわちπ電子の数が4n + 2個を満たす②，④，⑤，⑥の炭化水素である（①と③は芳香族化合物ではない）．

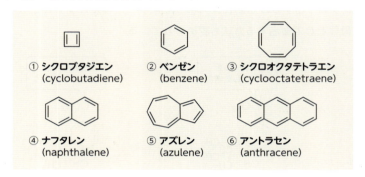

4 芳香族炭化水素の化学的性質

次に芳香族炭化水素に特徴的な置換反応について，最もシンプルな芳香族炭化水素であるベンゼンを例にして説明する．

A. ベンゼンのハロゲン化

環状のアルケンであるシクロヘキセンに赤褐色の臭素（Br_2）溶液を少量加えると付加反応が起きて，直ちに臭素を脱色する（無色透明になる）．しかし，ベンゼンに臭素溶液を加えても付加反応が起きず，黄褐色の溶液になる．次に，ベンゼンに臭素を溶かして鉄粉（Fe，反応を促進する触媒）を加え，加熱すると黄色い溶液のブロモベンゼンが生成する．これは，ベンゼン環に結合していた水素原子1個が臭素原子1個と置き換わった反応，すなわち置換反応が起きたためである．

シクロヘキセン
(cyclohexene)

1,2-ジブロモシクロヘキサン
(1,2-dibromocyclohexane)

ベンゼン
(benzene)

Br_2

Br_2, Fe

ブロモベンゼン
(bromobenzene)

B. ベンゼンのニトロ化（求電子置換反応）

　濃硫酸（H_2SO_4）と濃硝酸（HNO_3）の体積を1：1に混合した溶液を混酸という．硫酸も硝酸も強酸であるが，相対的には，硫酸の方が硝酸よりも強い酸である．したがって，硫酸のプロトンが硝酸と結合し（プロトン化され），水分子が脱離することによって正（＋）の電荷をもったニトロニウムイオン（NO_2^+）が生成する．

$$H_2SO_4 + HNO_3 \longrightarrow HSO_4^- + \overset{H}{\underset{H}{\,}}\overset{+}{O}-NO_2 \longrightarrow NO_2^+ + H_2O$$

ニトロベンゼン
(nitrobenzene)

　他方，ベンゼン環の上下には負（－）の電荷をもったπ電子雲が広がっており電子密度が高い．そのために，ニトロニウムイオンがベンゼン環に接近してベンゼン環上の炭素原子を攻撃する．このニトロニウムイオンのようにベンゼン環を求電子的に攻撃するイオンを**求電子試薬**という．ニトロニウムイオンがベンゼン環上のπ電子と結合した結果，結合した炭素の隣の炭素原子が電子不足となり正（＋）の電荷をもつイオンとなる．次に陰イオン（HSO_4^-）がC－H結合から水素原子を引き抜き，C－H間の電子が隣接する炭素イオンに与えられることによって，再びベンゼン環に戻る．結果的にベンゼン環にニトロ基（－NO_2）が導入されたニトロベンゼンが生成する．つまり，ベンゼン環上の水素原子がニトロ基に置き換わったことになるので，このような反応を**求電子置換反応**（electrophilic substitution reaction），または略して**S_E反応**という．

5 ベンゼン以外の芳香族炭化水素

　ベンゼン同士が単結合している 1,1′-ビフェニルは熱媒体や絶縁体として使用されていたポリクロロビフェニル（PCB, 現在は使用禁止）の合成中間体として知られている．また，ナフタレンやアントラセン，フェナントレンのように複数個のベンゼン環が接するように結合した化合物を多環芳香族炭化水素という．このような一連の炭化水素のなかでベンゾ [a] ピレンは，タバコの煙や煙突の "すす"，タールなどから見出される発がん性化合物である．

発展 フリーデル-クラフツ反応とオクテット則：ベンゼンのアルキル化

　ベンゼンに塩化アルミニウム（$AlCl_3$）を触媒に用いてハロゲン化アルキル（RX, X はハロゲン原子）を反応させると，ベンゼンがアルキル化されてアルキルベンゼンが生成する．この反応がどのようにして起きるのかという反応のメカニズム（反応機構）について，ハロゲン化アルキルの一種である塩化メチル（CH_3Cl）を用いて説明する．CH_3Cl から触媒である $AlCl_3$ に塩化物イオン（Cl^-）が与えられて錯イオンとなる．錯イオンでは，Al 原子の周囲の点電子が 8 個になって安定化する．8 をあらわす言葉がオクテット（octet）なので，このように電子の配置が 8 個になって安定化するという法則が**オクテット則**である．すなわちネオン（Ne）やアルゴン（Ar）のような希ガスと同じ電子配置になって安定化する．
　負（−）の電荷をもった錯イオンと静電気的に結合

していたカルボニウムイオン（$CH_3{}^+$）は，π電子雲があるベンゼンに対して求電子攻撃をした結果，ベンゼン環にメチル基（$-CH_3$）が導入されてトルエンが生成する．つまり，この反応はニトロ化のところで説明した反応と同じメカニズムで求電子置換反応が進行する（**4 B**）．芳香族化合物をアルキル化するために用いた触媒である $AlCl_3$（ルイス酸触媒）を用いることが重要で，これによってオクテット則が成り立つことが，反応のスタートになっている．この反応を発見したのはフランス人化学者の Friedel とアメリカ人化学者の Crafts の 2 人なので Friedel–Crafts 反応という．$AlCl_3$ を触媒に用いた同様の反応メカニズムによって芳香族化合物にアシル基（$-COR$）を導入することも可能である．

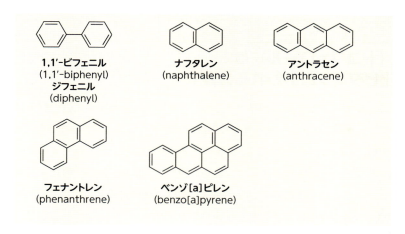

この他の芳香族化合物としては，ヘテロ環化合物があるが第10章§4を参照．

参考図書
1）「大学生の有機化学」（大野惇吉/著），三共出版，2002
2）「有機化学　基礎の基礎」（山本嘉則/編著），化学同人，1997
3）「生命科学のための有機化学Ⅰ」（原田義也/著），東京大学出版会，2004
4）「有機化学　ライフサイエンスの基礎」（中谷延二/著），培風館，1983
5）「有機化学用語事典」（古賀　元，他/著），朝倉書店，1990

§2 フェノール類

1 ビタミンE（トコフェロール）はなぜ抗酸化ビタミンといわれるのか？

　ベンゼン環上の水素原子がヒドロキシ基（－OH）で置換された芳香族化合物群を**フェノール**という．フェノールはアルコールと異なり弱酸性を示す．ビタミンEは4種類（α-，β-，γ-，δ-）のトコフェロール（tocopherol）が知られており，いずれもフェノール性化合物である．ビタミンEは脂質を多く含む食品に豊富に含まれ，油脂の酸化を防ぐ働きを担っている．トコフェロールのようなフェノール類は自然界に豊富に存在する．ベンゼン環上にヒドロキシ基が2個以上結合した化合物群をポリフェノールとよんでいる．ここでは，フェノールの有機化学的な性質や食品栄養学的な特性について解説する．

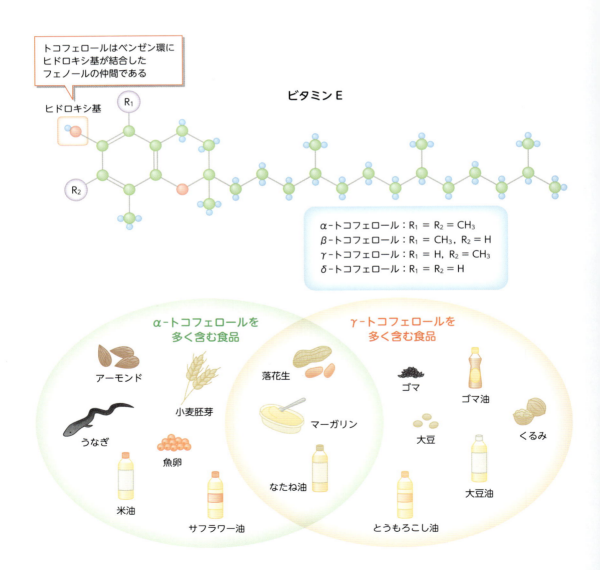

2 フェノール類の命名法

フェノール類は，一般にこのフェノールを母体に，その誘導体として命名される．

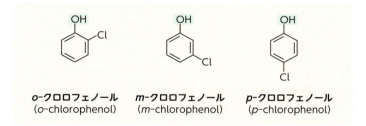

A. ヒドロキシ基以外の置換基が1個存在する場合

例としてヒドロキシ基以外に塩素が1個ベンゼン環に直接結合した化合物を考えてみよう．以下に示したように，−OHに対して塩素原子Clの結合位置が異なる3種類の異性体が存在するので，**オルト**（*ortho-*：*o-*），**メタ**（*meta-*：*m-*）**パラ**（*para-*：*p-*）の接頭語をつけてこれらを区別する．

B. ヒドロキシ基以外の置換基が2個以上存在する場合

ヒドロキシ基が結合したベンゼン環上の炭素を1として環炭素にナンバリングする．2,4,6-トリニトロフェノールは慣用名をピクリン酸といい，爆発性があるため，かつては火薬の原料として用いられていた．2-イソプロピル-5-メチルフェノールは慣用名をチモールという．シソ科香辛料のタイムやオレガノの香気成分として知られている．

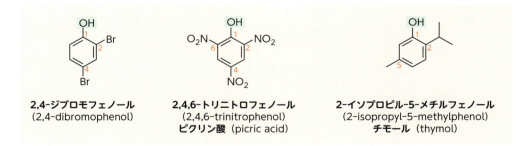

C. カルボキシ基，ケトン基，アルデヒド基を置換基としてもつ場合

カルボキシ基（－COOH），ケトン基（＞C＝O），アルデヒド基（－CHO）を置換基としてもつフェノール類の場合は，これらの置換基がヒドロキシ基よりも優先される．例えば，バニリンは基幹名をベンズアルデヒドを母体にして命名すると，アルデヒド基と結合した環炭素をナンバリング1位として右回りで3位にメトキシ基（－OCH₃），4位にヒドロキシ基が結合していることになるが，置換基名はアルファベット順にするので（番号順ではない），4-ヒドロキシ-3-メトキシベンズアルデヒドとなる．

o-ヒドロキシ安息香酸
(o-hydroxybenzoic acid)
サリチル酸
(salicylic acid)

o-ヒドロキシアセトフェノン
(o-hydroxyacetophenone)

4-ヒドロキシ-3-メトキシベンズアルデヒド
(4-hydroxy-3-methoxybenzaldehyde)
バニリン
(vanillin)

3 フェノールの化学的性質

フェノールは，芳香族化合物としての性質をもっている（第10章 §1 **3** 参照）．

A. 水素結合

フェノールはアルコールと同じように水素結合を形成することができる．ベンゼン環部分が疎水性であるため，水には室温で数%溶ける程度であるが，疎水性アルキル基をもつアルコールには容易に溶ける．また，フェノールは分子間水素結合を形成できるので，分子量がほぼ等しい炭化水素よりも高い融点，沸点を示す（フェノールの融点41℃，沸点182℃）．

フェノールとアルコール（または水）との間の水素結合

フェノール分子間の水素結合

136　● 栄養科学イラストレイテッド

B. 弱酸性

フェノールは，負の電荷をもつ**フェノキシドイオン**（アニオン）とH$^+$に解離するため弱い酸性を示す．

フェノキシドイオン

フェノキシドイオンは共鳴により負電荷を非局在化することができるので，アルコキシドイオンよりも安定である．

フェノキシドイオンの酸素上の負電荷は共鳴により非局在化され，安定性を増す

アルコキシドイオンの酸素上の負電荷は非局在化できない

そのため，アルコールに比べてイオンに解離しやすく，アルコールよりも強い酸性を示す．例えば，フェノールは水酸化ナトリウム（NaOH）と反応して塩を形成するが，アルコールは反応しない．

ナトリウムフェノキシド

CH_3CH_2OH + NaOH ⤬ 反応せず

一方で，フェノールは炭酸（H_2CO_3）に比べると弱い酸であり，弱塩基の炭酸水素ナトリウム（$NaHCO_3$）と反応して塩を形成することはできない〔カルボン酸は炭酸よりも強い酸なので炭酸水素ナトリウムと反応する（第7章**3**B参照）〕．

C. 酸の強弱とpK_a

カルボン酸，フェノール類について学んだが，いずれも有機化合物の酸，すなわち有機酸としての性質を示す．そこで，**酸としての強弱**についてまとめてみよう．

Wilhelm Ostwald（1853-1932）は，質量作用の法則を酸の電離平衡に適用した．酢酸の水溶液における**電離平衡**は次の式であらわされる．K_aを**電離定数**といい，通常は25℃で測定される．

有機化学 ● 137

$$CH_3COOH \rightleftarrows CH_3COO^- + H^+$$

$$K_a = \frac{[CH_3COO^-][H^+]}{[CH_3COOH]}$$

　一価のカルボン酸とフェノールのK_aは，表1のとおりである．K_aの値が小さいほど弱い酸であることを示す．したがって，一価のカルボン酸のなかでは蟻酸が最も強い酸で，プロピオン酸が最も弱い酸であるといえる．プロピオン酸では，エチル基が電子供与性でカルボキシ基がプロトンを放出するのを抑制するためであると考えられる．また，芳香族のカルボン酸である安息香酸ではフェニル基（ベンゼン環）が電子求引性で，さらにカルボキシレートアニオンと共鳴安定化するために，カルボキシ基がプロトンを放出しやすくなるため，一価のカルボン酸のなかでは強い酸であるといえる．

　また，$pK_a = -\log K_a$と定義されるのでpK_aの値が小さいほど強い酸であることを示す．芳香族化合物で酸の強弱を比較してみる．安息香酸（C_6H_5COOH）のpK_aは4.2であり，フェノールのpK_aは9.9である．したがって，芳香族カルボン酸である安息香酸の方がフェノールよりも強い酸であることがわかる．以上のように，脂肪族カルボン酸と芳香族カルボン酸を含めた有機酸のなかで，フェノールは相対的にみて非常に弱い酸であるといえる．

D. その他の化学的性質

　フェノールは非共有電子対をもつ酸素がベンゼン環に電子を供与することができるため，ベンゼンに比べると求電子的置換反応が容易に起こる．そのとき，置換基はヒドロキシ基のオルトまたはパラ位に優先して導入される（オルト−パラ配向性）．

　また，フェノール類は酸化されやすく，水素を失いキノンを生成する．

表1　一価のカルボン酸とフェノールのK_aとpK_a

カルボン酸	示性式	K_a (mol/L)	pK_a
蟻酸	$HCOOH$	1.77×10^{-4}	3.75
プロピオン酸	CH_3CH_2COOH	1.34×10^{-5}	4.87
酢酸	CH_3COOH	1.77×10^{-5}	4.75
フェノール	C_6H_5OH	1.28×10^{-10}	9.95
安息香酸	C_6H_5COOH	6.46×10^{-5}	4.19

4 ポリフェノール

A. ポリフェノールとは？

ベンゼン環にヒドロキシ基が2個以上結合した化合物群を総称して**ポリフェノール**とよ
ぶ．最も単純なポリフェノールは**ジヒドロキシベンゼン**である．天然には多くのポリフェ
ノールが存在している．表2に食品（食用植物）に含まれる代表的なポリフェノールをい

表2 食品に含まれる代表的なポリフェノール

名称	構造式	含まれる食品	生理機能
クロロゲン酸	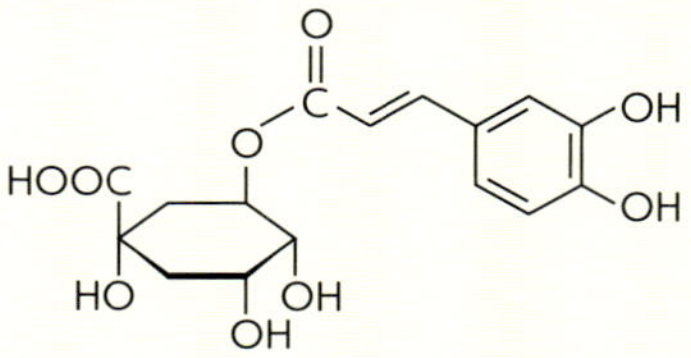	コーヒー豆，野菜・果実全般	血圧上昇抑制，脂質代謝改善
エピカテキンガレート (ECG)	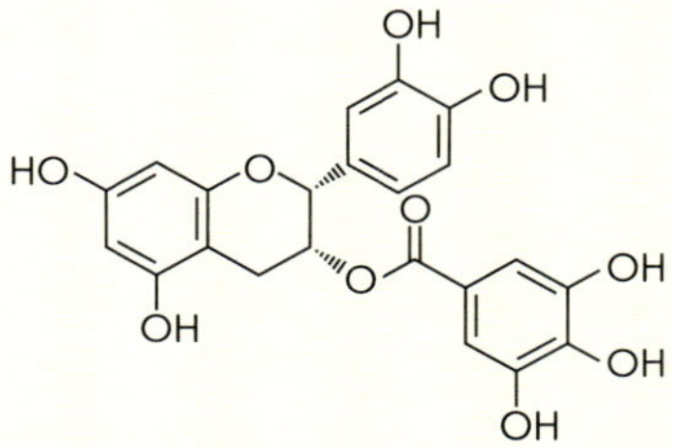	茶	血清コレステロール上昇抑制，脂質代謝改善，抗ウイルス
ケルセチン	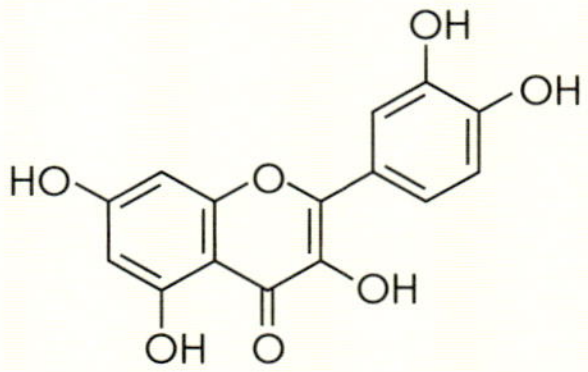	食品中では糖と結合して存在している．玉ねぎ，蕎麦，野菜・果実全般	脂質代謝改善，血糖値上昇抑制
シアニジン-3-グルコシド	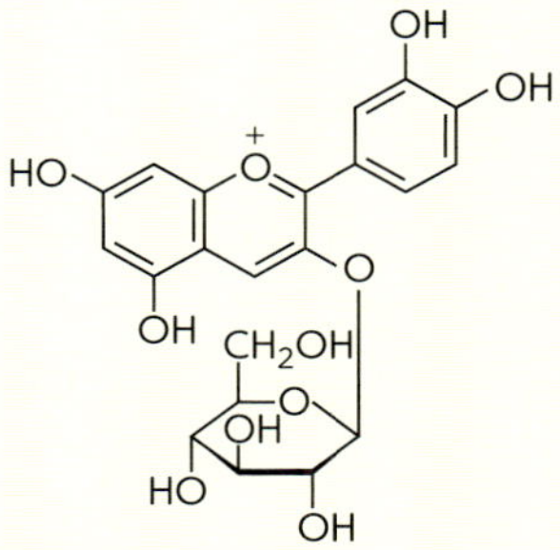	紫黒米，黒大豆，紫玉ねぎ，イチゴ，ブルーベリーなど	視力改善
クルクミン	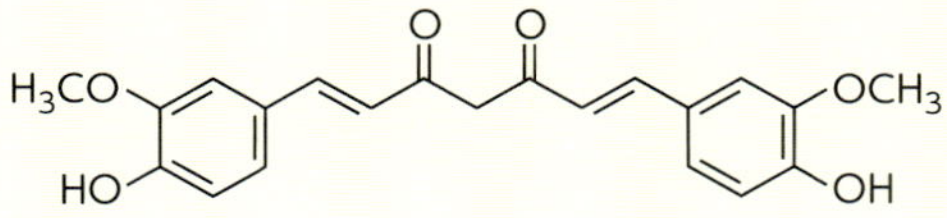	ターメリック	肝機能改善，発がん抑制

有機化学 139

くつか例示した．食品に含まれるポリフェノールは，抗酸化，抗アレルギー，抗炎症，抗がん，血圧上昇抑制，脂質代謝改善，抗糖尿病，視力改善などさまざまな健康維持機能をもつ化合物群として注目されている．そのメカニズムについてはいまだ不明な点も多く，現在多くの研究者によってそのメカニズムを解明するために研究が行われている．

Column

ポリフェノールとアンチエイジング

加齢に伴いわれわれの身体機能は衰え，長年の生活習慣に起因する疾病の発症や進展，認知機能や運動機能の低下などの老化現象が起こる．アンチエイジングとは，このような老化現象の発現や進行を遅延させ健康寿命を延ばそうという考え方である．近年，ポリフェノールのアンチエイジング効果が注目され，食品に含まれるさまざまなポリフェノールの機能性研究が進んでいる．ここでは一例としてカカオポリフェノールのアンチエイジング効果について紹介する．

カカオ豆を原料とするチョコレートやココアは他の食品に比べて多くのポリフェノールを含んでいる．主成分は（−）-エピカテキンと（＋）-カテキンおよびその重合物のプロアントシアニジンである．プロアントシアニジンでは二〜四量体を比較的多く含む．動物実験ではカカオポリフェノールに発がん抑制作用，血糖値上昇抑制作用，抗肥満作用が報告されている．まだメカニズムの全容解明には至っていないが，低分子のポリフェノールは吸収されることにより，また高分子のプロアントシアニジンは腸管内に存在する何らかの受容体に作用して，結果的に筋肉組織や脂肪組織における糖代謝や脂肪代謝を活性化している可能性が示唆されている．

2014年，愛知県で成人の男女を対象にカカオ分72％の高ポリフェノールチョコレート（25 g／日，約150 kcal相当）を4週間毎日摂取する臨床実験が実施された．その結果，高血圧の人では血圧が低下し，動脈硬化のリスクの高い人では炎症や酸化ストレス指標が下がり動脈硬化の予防が期待できる結果が得られた．さらに，認知機能にも好影響を与えることが実証された．われわれの体内には脳細胞の維持・再生に必要とされる脳細胞神経栄養因子（brain-derived neurotrophic factor：BDNF）とよばれるタンパク質が存在し，加齢とともに減少することが知られている．BDNFの減少は記憶，学習能力の低下やうつ病，Alzheimer型認知症の発症とも関連のあることが報告されており，この臨床実験でチョコレート摂取により血中のBDNF濃度の上昇が確認されたため，認知症予防への期待も高まっている．

（−）- エピカテキン

（＋）- カテキン

プロアントシアニジン

1,2-ジヒドロキシベンゼン
(1,2-dihydroxybenzene)
ピロカテコール
(pyrocatechol)

1,3-ジヒドロキシベンゼン
(1,3-dihydroxybenzene)
レゾルシノール
(resorcinol)

1,4-ジヒドロキシベンゼン
(1,4-dihydroxybenzene)
ヒドロキノン
(hydroquinone)

B. ポリフェノールの酸化

ヒドロキノンは温和な条件で酸化され，1,4-ベンゾキノンに変換される.

酸化剤

ヒドロキノン（無色）

1,4-ベンゾキノン（黄色）
(1,4-benzoquinone)

このようなポリフェノールの酸化はわれわれの身近でも体験できる．モモやリンゴを切ってそのまましばらく放置すると，切り口が褐色に変化することはよく知られている．ナス，ゴボウ，レンコンなども同様であり，この現象は酵素的褐変反応とよばれている．食品の組織が切断などによって損傷を受けると，含有されているカテキン類やクロロゲン酸などのポリフェノールがポリフェノールオキシダーゼと接触し，空気中の酸素による酸化反応が促進される（**第14章**参照）．酸化で生じたキノン類は反応性が高いため，非酵素的な縮合や重合反応によって褐色の色素を生成する.

5 抗酸化性

フェノール類は酸化されやすいことを述べた．言い換えれば，フェノール類は自身が酸化されることで，他の物質の酸化を防止することができる，すなわち**抗酸化性**を有する．不飽和脂肪酸の自動酸化について述べたが（**第7章**参照），フェノール類はこのラジカル連鎖反応を停止させて油脂の酸化を抑制することができる（この反応機構の詳細は，p142 **発展** 参照）.

油脂の酸化劣化を防止するフェノール類では，**合成抗酸化剤** BHT，BHA が優れた効力を発揮することが知られている．これらの健康に対する安全性が危惧されるようになり，天然の抗酸化物質が注目されるようになった．その代表的候補がトコフェロールであるが，

有機化学 ● 141

他にも植物性食品は多様な抗酸化物質を多く含んでいる．クロロゲン酸やケルセチンをはじめ，特に香辛料には特有の強い抗酸化性を示す物質が含まれている．

BHT
(butylated hydroxytoluene)
(dibutylhydroxytoluene)

BHA
(butylated hydroxyanisole)

発展　ラジカル捕捉剤

　ラジカルは反応性が高く，生体内で脂質，タンパク質，核酸などと反応して生体に好ましくない影響を与えることが知られている．そのラジカルと反応し安定な非ラジカル物質に変化させる物質をラジカル捕捉剤（radical scavenger）という．ここでは，脂質の酸化を例に，ラジカル捕捉剤の働きをみてみよう．

　油脂の自動酸化がラジカル連鎖反応で進行することは第7章で学んだ．

　ラジカル連鎖反応の生長段階で生じた脂質ペルオキシラジカル（LOO・）が新たな脂肪酸から水素ラジカルを引き抜く反応を阻止できれば，連鎖反応の進行を止めることができる．そのためには，脂肪酸の代わりに水素ラジカルを供与する物質（AH）を与えてLOO・をヒドロペルオキシド（LOOH）に変換すればよい．

$$LOO \cdot + AH \rightarrow LOOH + A \cdot$$

　AHはLOO・を捕捉して非ラジカル化合物LOOHに変化させるラジカル捕捉剤である．この反応で生じたA・はさらにもう1分子のLOO・を捕捉してA-OOLを形成して安定化することができる．この反応により，ラジカル連鎖反応による脂質の酸化を抑制できるので，AHは抗酸化剤ともよばれている．AHの働きをする代表的な物質がフェノール類である．以下にトコフェロールによるペルオキシラジカルの捕捉反応を示した．

　トコフェロールの抗酸化力は$\delta > \gamma > \beta > \alpha$であることが知られている．ビタミンEとよばれるトコフェロール類は，生体内においてもラジカルを捕捉して細胞膜脂質や血漿リポタンパク質の酸化を防止しており，抗酸化ビタミンとよばれている．

ラジカル移動

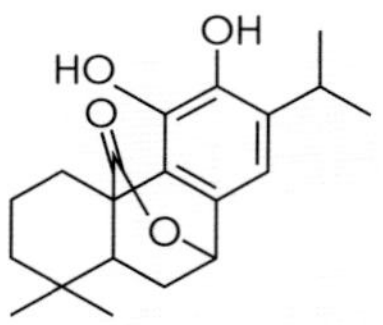

ローズマリー，セージ

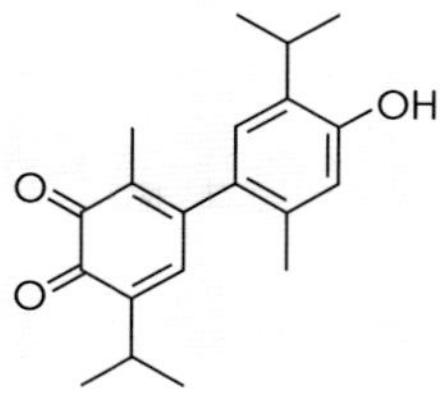

タイム

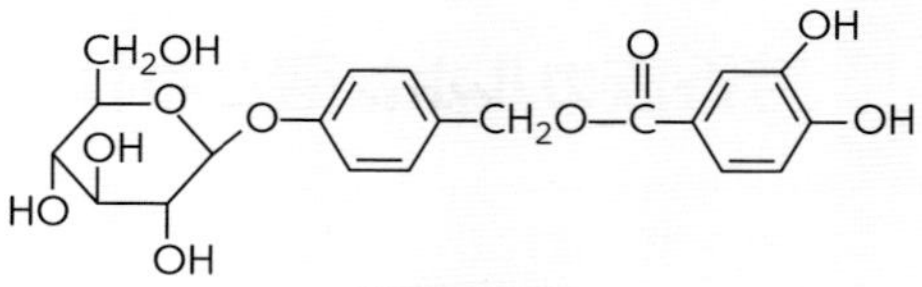

オレガノ

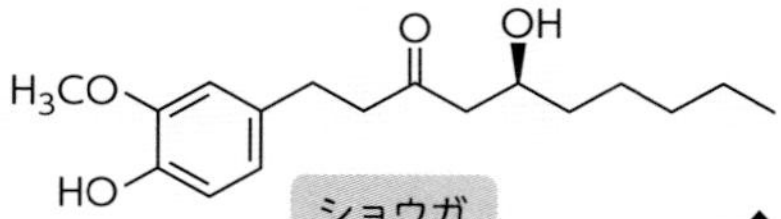

ショウガ

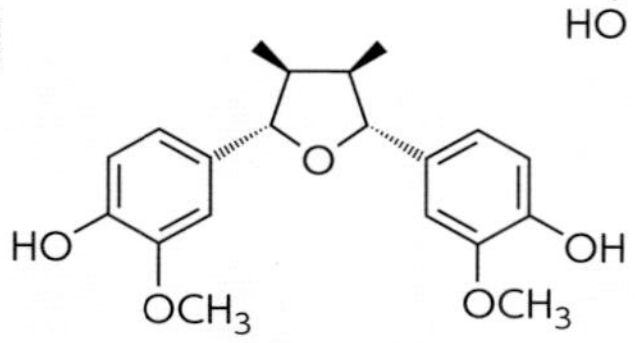

メース

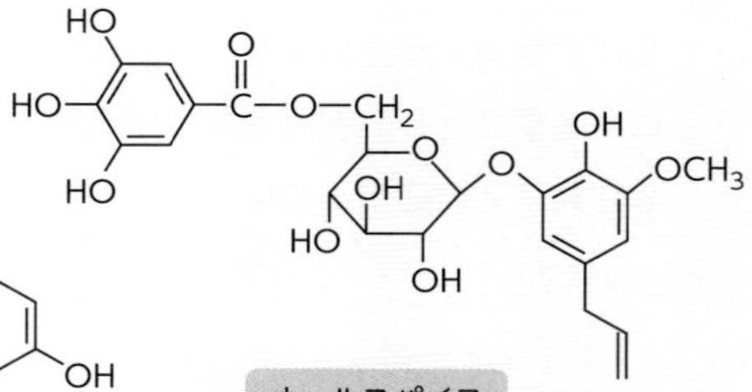

オールスパイス

§3 芳香族カルボン酸

1 芳香族カルボン酸とわれわれの食生活とのかかわり

　ベンゼン環にカルボキシ基（－COOH）が直接結合した化合物群を**芳香族カルボン酸**という．脂肪族カルボン酸と同様，酸性を示し塩基と反応して塩をつくる．また，エステル，アミド，酸無水物などの誘導体を形成する．芳香族カルボン酸の誘導体は，食品の保存料，香料，食品包装材や食品容器の素材などわれわれの食生活とかかわりが深い．さらには医薬品として利用されているものもある．ここでは，芳香族カルボン酸の有機化学的な性質やその応用について解説する．

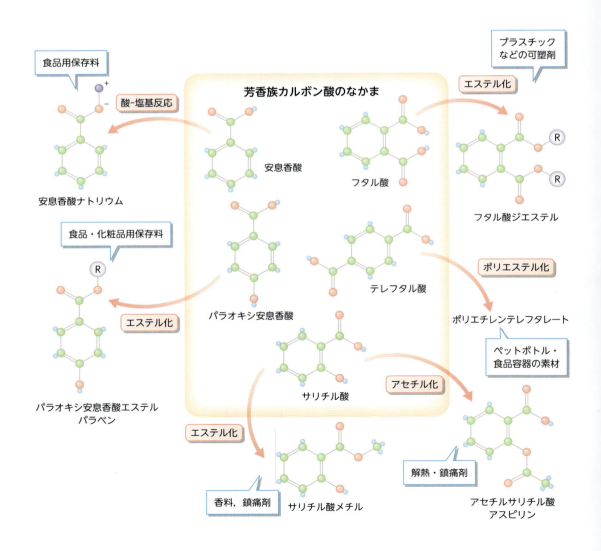

2 芳香族カルボン酸の命名法

　ベンゼン環上の水素原子1個がカルボキシ基1個で置換された化合物を**安息香酸** (benzoic acid) という．アンソクコウノキ (*Styrax benzoin*) が産出する樹脂を安息香 (benzoin) といい，その主要成分であったことから名づけられた．芳香族カルボン酸は基本的に安息香酸を母体にその誘導体として命名される．

　置換基が1個の場合は，カルボキシ基に対する置換基の結合位置が異なる3種類の異性体が存在するので，オルト (*o*-)，メタ (*m*-) パラ (*p*-) の接頭語をつけてこれらを区別する．置換基が2個以上存在する場合は，カルボキシ基が結合している炭素をナンバリングの1位として環炭素に番号をつけてあらわす．

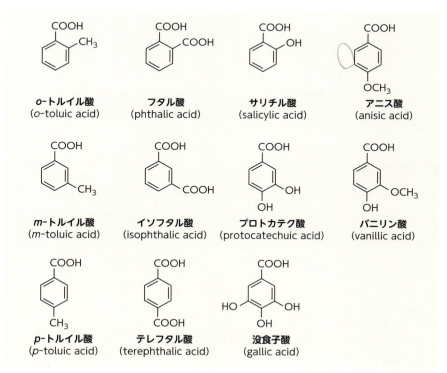

また，一般に慣用名を用いる主な芳香族カルボン酸を以下に示す．

3 | 芳香族カルボン酸の化学的性質

A. 水素結合

　　カルボキシ基が存在するので水素結合を形成することができる（**第7章参照**）．芳香族カルボン酸はベンゼン環部分が疎水性であるため，水にはほとんど溶けないがアルコールには容易に溶ける．また，分子間水素結合を形成できるので，分子量がほぼ等しい炭化水素よりも高い融点，沸点を示す．

B. カルボン酸塩の形成

　　安息香酸はフェノールに比べるとおよそ60万倍も強い酸である．酢酸に近い酸性度（酢酸の3倍程度）を示す．水酸化ナトリウム，炭酸水素ナトリウムなどの塩基と反応してカルボン酸塩を形成する．安息香酸ナトリウムは防腐性（抗菌性）を示すため，食品添加物としてはマーガリンや清涼飲料水などの食品用保存料として利用されている．

C. 求電子置換反応

　　芳香族カルボン酸は，カルボキシ基がベンゼン環上の電子を引き寄せる働き，すなわち電子求引性基であるため，ベンゼンに比べるとベンゼン環上の電子密度が低下するために求電子置換反応が起こりにくい．また，置換基はカルボキシ基の**メタ位**に優先して導入される（メタ配向性）．

D. 酸化による芳香族カルボン酸の合成

安息香酸はトルエンのメチル基を酸化することにより合成できる. o-キシレンを酸化するとフタル酸が生成する.

E. 芳香族カルボン酸誘導体

1) エステル

カルボン酸は酸触媒の存在下でエステル化される（第8章参照）.

p-オキシ安息香酸エステル類は総称して**パラベン**といい，化粧品，食品，医薬品などの防腐剤として利用されている. p-オキシ安息香酸ブチルや2-オキシ安息香酸イソブチルは，主に醤油，清涼飲料水，果実の食品用保存料として利用されている.

植物由来の食品成分には芳香族カルボン酸のエステルが多く存在する. **没食子酸エピガロカテキン**は緑茶に含まれている主要な渋味成分で，酸部が没食子酸（gallic acid）でアルコール部が（－）-エピガロカテキンのエステルである. 抗酸化性，抗う蝕性，脂肪吸収抑制，コレステロール吸収抑制などの効果があることが知られている.

また，フタル酸エステル類は樹脂の可塑剤として有用であり，**フタル酸ビス（2-エチルヘキシル**，略語はbisではなくdiに由来してDEHP）はポリ塩化ビニルの製造に広く使用されている. ポリ塩化ビニル製の食品容器に食品中の油脂が接触すると油脂に可塑剤が溶出されてくる可能性がある. 日本では厚生労働省の規格により油脂または脂肪性食品を含有する食品に接触する器具または容器包装にはDEHPを可塑剤として用いたポリ塩化ビニルを主成分とする合成樹脂を原材料として用いてはならない. ただしDEHPが溶出または浸出して食品に混和する恐れのないように加工されている場合には使用してもよいことになっている.

有機化学　147

テレフタル酸とエチレングリコール（$HO-CH_2CH_2-OH$）の脱水縮合による重合反応（縮重合）で得られるポリエステルは**ポリエチレンテレフタレート**とよばれ，飲料容器のペットボトルや食品容器の原料として知られている．

がアルコール部

フタル酸ビス（2-エチルヘキシル）
〔bis（2-ethylhexyl）phthalate：DEHP〕

ポリエチレンテレフタレート
（polyethylene terephthalate：PET）

2）フタル酸無水物

オルト体のフタル酸を加熱すると容易に分子内脱水反応が起こり，フタル酸無水物を生成する．イソフタル酸やテレフタル酸ではカルボキシ基同士が離れているので，このような分子内脱水反応は起こらない．フタル酸無水物はフタル酸エステル類合成の原料として利用されている．

加熱

$+\ H_2O$

フタル酸無水物
（phthalic anhydride）

3）アミド

アミドはカルボン酸のヒドロキシ基（$-OH$）をアミノ基（$-NH_2$）や$-NHR$，$-NR_2$で置換したカルボン酸誘導体である（第9章参照）．栄養素のなかで芳香族アミドを含む化合物にビタミンB群の一種である葉酸がある．葉酸にはいくつか種類があるが，その1つである5,6,7,8-テトラヒドロ葉酸の構造を以下に示した．葉酸は複雑な構造をしているが，p-アミノ安息香酸のカルボキシ基とグルタミン酸のアミノ基の間でアミド結合が形成された部分構造をもつことがわかる．葉酸はレバー，ブロッコリー，ほうれん草などに比較的多く含まれている．妊娠時における葉酸の十分な摂取により神経管欠損障害児の出生率が低下することが知られており，厚生労働省では，妊娠を計画している女性または妊娠の可能性のある女性に対して，栄養補助食品も利用して少なくとも1日0.4 mgを摂取するよう推奨している（一般成人女性の場合は1日少なくとも0.2 mg摂取すればよいとされている）．

148　● 栄養科学イラストレイテッド

アミド結合

5,6,7,8-テトラヒドロ葉酸
(5,6,7,8-tetrahydrofolic acid)

プテリジン環部　　　p-アミノ安息香酸部　　　グルタミン酸部

複雑な構造をもつ葉酸も部分構造にわけて考えると理解しやすい

4 サリチル酸

サリチル酸は o-ヒドロキシ安息香酸で，医薬品の原料として利用されている.

A. サリチル酸メチル

サリチル酸を酸触媒の存在下でメタノールと反応させることにより，カルボキシ基がエステル化されてサリチル酸メチルが生成する. サリチル酸メチルは，天然ではツツジ科植物の精油成分として知られている. 食品や歯磨き粉用の香料，また消炎・鎮痛剤としても利用されている.

サリチル酸
(salicylic acid)

$+ CH_3OH$

H^+

加熱

サリチル酸メチル
(methyl salicylate)

$+ HOH$

B. アセチルサリチル酸

サリチル酸はフェノール性ヒドロキシ基を有するので，フェノールとしての性質も示す. サリチル酸を無水酢酸とともに加熱すると，フェノール性ヒドロキシ基がエステル化されてアセチルサリチル酸（アスピリンともいう）が生成する. 解熱鎮痛剤として広く利用されている. また，血小板凝集抑制効果があるため血栓の形成抑制を目的に処方されることもある.

無水酢酸
(acetic anhydride)

アセチルサリチル酸
(acetylsalicylic acid)

有機化学　149

§4 芳香族アミンとヘテロ環化合物

1 生理活性のある天然物などに含まれる
DNA：塩基を含むのに核酸？

　緑茶，紅茶，コーヒー，コーラ系飲料などに含まれるカフェイン（caffeine）は，アデノシン受容体やホスホジエステラーゼに作用して覚醒作用をあらわし，さらに解熱鎮痛作用，強心作用，利尿作用を示す．一方，プリン骨格をもつ類似化合物である尿酸（uric acid）は，痛風の原因物質である．そして食品や飲料由来のプリン体化合物（核酸のプリンヌクレオチド）が体内で尿酸に代謝されることが知られている．核酸プリンヌクレオチドとは，アデニンまたはグアニン塩基が結合したものである（3 Fを参照）．DNAやRNAの原料となるヌクレオチドは，塩基と糖とリン酸が結合したものであり，リン酸が結合していることに由来して核酸とよばれるようになった．また，タンパク質を構成しているアミノ酸の1つであるトリプトファン（tryptophan）も芳香環窒素化合物である．トリプトファンは，生体内では神経伝達物質セロトニンの原料になり，さらにセロトニンは睡眠ホルモンであるメラトニンの生合成原料となる．

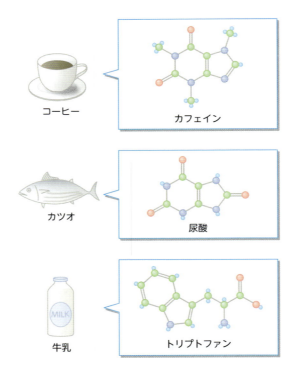

2 アニリン

A. アニリンの性質

　アニリン（またはベンゼンアミン）は，ベンゼン環上の1つの水素がアミノ基（－NH$_2$）により置換された芳香族アミン化合物である．しかし，同じ炭素数の脂肪族アミンに比べるとはるかに弱い塩基性を示す．

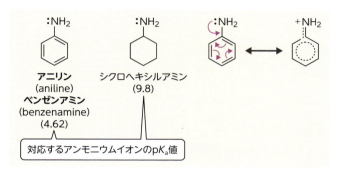

　アニリンはシクロヘキシルアミンの約100万分の1の非常に弱い塩基性しか示さない．このような差が生じるのは，アニリンの場合，窒素原子上の非共有電子対がベンゼン環内のπ電子の共鳴に関与しているため（共鳴安定化している），窒素原子はプロトンへの電子供与能力が低い．アニリンの窒素原子上にメチル基が1つ，または2つ置換されたN-メチルアニリンまたはN,N-ジメチルアニリンでは，メチル基の電子供与性により，塩基性が増大する（対応するアンモニウムイオンのpK_a値はそれぞれ4.85と5.04）．しかしながら電子求引性の塩素原子でp-位が置換されたp-クロルアニリンでは，アニリンよりも塩基性が弱くなる（pK_a値3.98）．

B. アニリンの生成

　芳香族第一級アミンは，対応するニトロ化合物の還元反応により生成する．ニトロ基（－NO$_2$）は水素を用いた触媒反応または還元剤を用いた反応によりきわめて容易に還元される．

C. アニリンの反応

1) アニリンのN-アルキル化

　アニリンの窒素原子には高選択的にアルキル化が起きる．

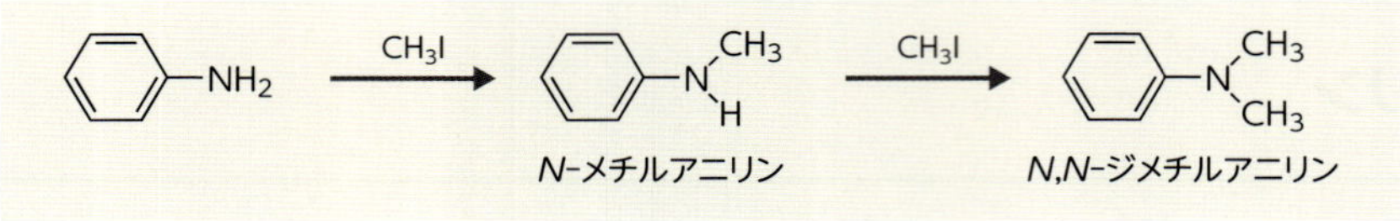

2) アセトアニリドの合成

人工的につくられた最初の解熱剤**アセトアニリド**は，アニリンと無水酢酸から得られるアミド化合物である．これはアニリンのアミノ基の求核的アシル化反応である（**第9章 §2 2**参照）．

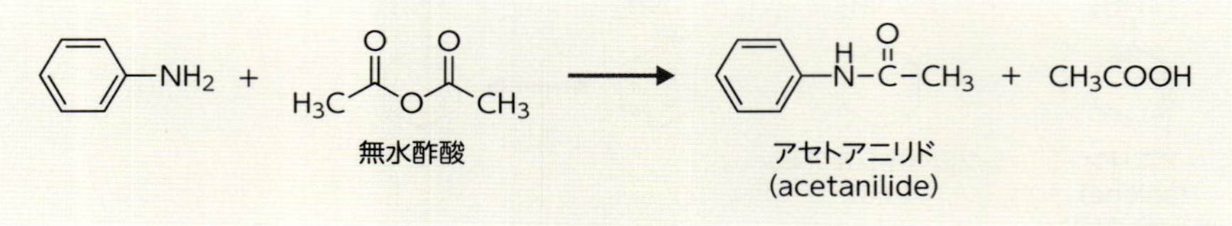

無水酢酸

アセトアニリド
(acetanilide)

3) 芳香族ジアゾニウムの反応

アニリンのアミノ基は，酸性条件下で亜硝酸からできるニトロソニウムイオン（nitrosonium ion，p114第9章 **発展** 参照）と反応して**ベンゼンジアゾニウムイオン**を生成する．これはアニリンのアミノ窒素の非共有電子対がニトロソニウムイオン（NO$^+$）の正電荷を帯びた窒素に電子を与えることにより起こる．生じたベンゼンジアゾニウムの求電子的（電子不足）な**ジアゾニオ**（diazonio）**基**は，電子リッチな求核剤と容易に置換され，さまざまな置換基をもった芳香族化合物に変換できる．

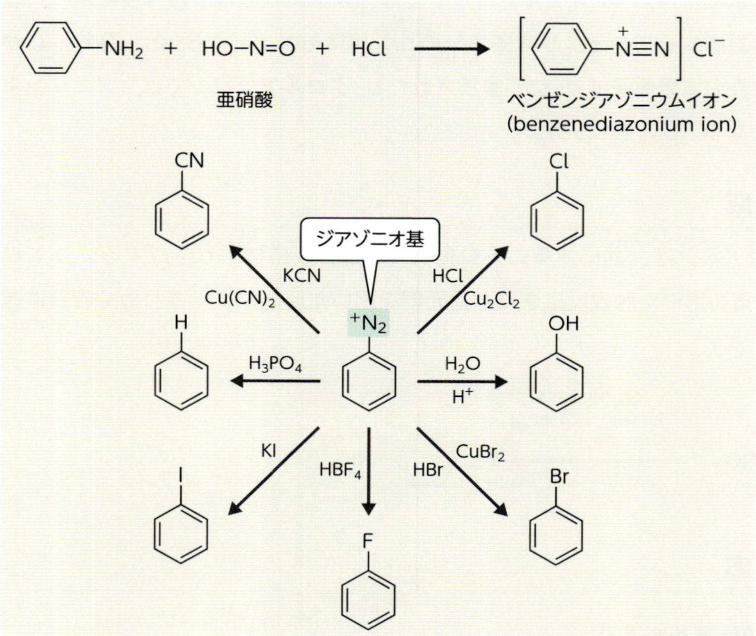

亜硝酸

ベンゼンジアゾニウムイオン
(benzenediazonium ion)

ジアゾニオ基

4) ジアゾカップリング反応

芳香族ジアゾニウムイオンは，例えばフェノールのような活性化された芳香環と反応してアゾ化合物を生成する．この反応の生成物は2つの芳香環が**アゾ基**（−N＝N−）で結合しているので**ジアゾカップリング**（diazo coupling）とよばれる．アゾ化合物のなかには繊維用染料やカラー写真用色素として製造され，使用されているものが数多くある．この反応は，ベンゼンジアゾニウムイオンの求電子的窒素原子がフェノールのπ電子を求めて攻撃する求電子置換反応である（第10章 §1 参照）．

3 ヘテロ環化合物（複素環化合物）

A. ピリジンの構造と物理的性質

ヘテロ環（heterocycle）は，炭素や水素に加え，酸素，窒素，硫黄などの複素〔ヘテロ原子（heteroatoms）〕からなる環化合物で，環構造中の1つ以上の炭素原子がヘテロ原子で置き換わっている．天然物や医農薬にはたいていヘテロ環が含まれている．特に重要なものは，芳香族ヘテロ環化合物（aromatic heterocycle）である．

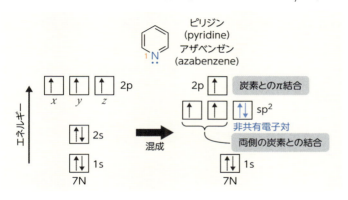

ピリジンの構造はベンゼンによく似ているが，ベンゼンの1つのCH部分がsp²混成の窒素原子に置換されたもの，アザベンゼンともよばれる．ピリジンの場合，窒素原子が入っている位置をナンバリングの1位とする．窒素原子のもつ7つの電子が二重結合をもった平面構造をとるためにsp²混成軌道を形成する必要がある．3つのsp²軌道のうち2つはそれぞれsp²炭素と共有結合（σ結合）することに使われる．しかし，もう1つの軌道には非共有電子対が入ることが特徴である．そして残った1つの電子は，sp²軌道に対して垂直方向の2p軌道に入り，同様の炭素原子の2p電子とπ結合をつくるために利用される．このπ結合を形成するπ電子はピリジン環内で非局在化している．ところが，ピリジンsp²窒素上の非共有電子対は芳香環のπ電子共鳴系に関与せず，局在化している．このことがピリジンの物理的性質を決めている．ピリジンは有機溶媒に可溶であるが，水溶性でもあることがベンゼンとは異なる．この違いはピリジン窒素原子による水素結合能力の差で説明できる．すなわち，ピリジン窒素は水の水素と水素結合を形成する（水素受容能がある）．また，窒素原子は炭素原子よりも電気陰性度が大きいため（電子求引性），芳香環の炭素から窒素の方向への電子の偏りが生じ，窒素原子に部分的な負電荷，環の炭素は部分的に正電荷をもつことになる．

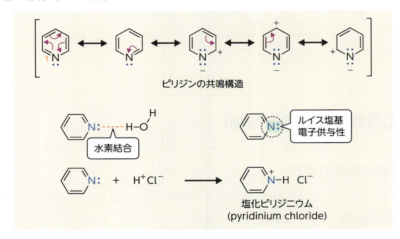

　ピリジンは弱塩基性を示す第三級アミンである（pK_a値5.29）．脂肪族アミン（pK_a値10付近）よりもはるかに弱い塩基である．これはピリジンのsp²窒素の電子の方が脂肪族アミンのsp³窒素より原子核に引きつけられやすく（sp²窒素はsp³窒素に比べて原子核に近いS軌道の性質が大きくなる），求電子側に電子を供与し難くなっているためである．また，ピリジンはHClのような強い酸と反応して**ピリジニウム塩**を形成することができる．

B. ピリジンの反応

1）置換反応

　ピリジンはきわめて激しい条件下でのみ求電子置換反応を起こす．これはピリジン窒素の電子求引効果により環内電子密度が低下するため，外部からの正電荷をもつ求電子剤を受け入れ難くなるためである．また，この反応は酸性条件下で行われるためピリジン窒素がプロトン化されたピリジニウムイオン（正電荷）のため，一層反応性が低下する．このピリジンの求電子置換反応は，主に3位で起こる（反応中間体であるカルボカチオンの共鳴が他の位置では不利になるため）．

　一方，ピリジンは**求核置換反応**（nucleophilic substitution reaction：S_N**反応**）を行う（p66 第5章 発展 参照）．前述のピリジンの共鳴において正電荷がある位置（2位および4位）が求核剤の攻撃を受けやすい．

2）酸化と還元

　3-メチルピリジン（または3-ピコリン）のメチル基を酸化するとカルボン酸に変換される．生成したニコチン酸は別名ナイアシンともよばれる．また，ピリジンを還元すると完全に飽和された第二級アミンのピペリジンが生成する．

有機化学 ● 155

3-メチルピリジン
(3-methylpyridine)
3-ピコリン
(3-picoline)

ニコチン酸
(nicotinic acidまたは
pyridine-3-carboxylic acid)
ナイアシン
(niacin)

ピペリジン
(piperidine)

　ナイアシンとニコチン酸アミドは**ビタミンB$_3$**といわれ，必須アミノ酸のトリプトファンから体内で生合成される．トウモロコシの制限アミノ酸はトリプトファンであるが，ナイアシンが欠乏するとペラグラといわれる疾患になる（p158 参考 参照）．また，ピペリンは黒コショウに含まれる辛味成分で，ピペリジンを部分構造にもつ．

ナイアシン
(niacin)

ニコチン酸アミド
(nicotinic acid amide)
ナイアシンアミド
(niacinamide)

ビタミンB$_3$
(vitamin B$_3$)

ピペリン
(piperine)

C. ピリジン誘導体

　ベンゼン環のCを1つNに置き換えるとピリジンであるが，2つのNで置き換えた場合はジアジンまたはジアザベンゼンといい，3つの場合はトリアジンまたはトリアザベンゼンという．ジアジンには，Nの位置によりピリダジン，ピリミジン，ピラジンがある．トリアジンでは，Nの位置により3つの異性体がある．また，ピリミジンの誘導体としては，3種のピリミジン骨格をもつ核酸塩基のシトシン，チミン，ウラシルがある．これらの核酸塩基の1位のNにデオキシリボースまたはリボースが結合する．

156 　● 栄養科学イラストレイテッド

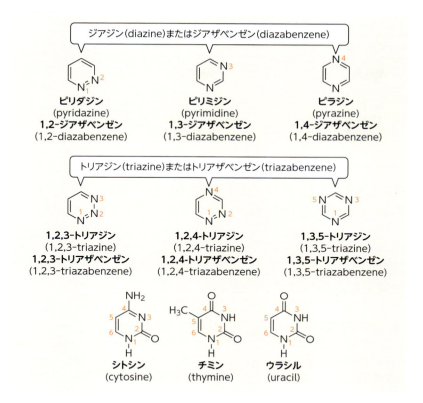

D. 芳香族ヘテロシクロペンタジエン

　ヘテロ原子を1つもった**芳香族五員環化合物**（ヘテロシクロペンタジエン）には，窒素原子が入ったピロール，酸素原子が入ったフラン，さらに硫黄原子が入ったチオフェンがある．これらはジエンのようにみえるが，実際は芳香族の性質をもっている．このことはヘテロ原子の電子配置を理解すれば説明できる．ピロールでは窒素原子（最外殻電子5つ）がsp^2混成軌道をとっており，3つのsp^2軌道は水素ならびに2つの炭素とのσ結合に使用され，非共有電子対は2p軌道に入る．この2p軌道に入った電子対が炭素原子の2p電子との環内共鳴に関与することから芳香族性を示す．すなわち，6π電子系でありヒュッケル則（第10章 §1 3 参照）も適用できる．フランの酸素原子（最外殻電子6つ）では，3つのsp^2軌道のうち2つは隣り合う炭素とのσ結合に関与し，もう1つの軌道に非共有電子対が入るため，この電子対は環内電子の共鳴から独立した存在となる．さらに残りの電子対は2p軌道に入るため，環内共鳴に関与する．チオフェン硫黄原子の場合も基本的にフランの酸素原子と同様である．

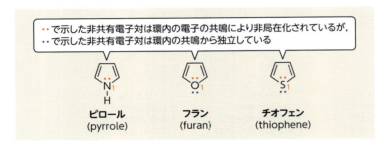

前述のようにヘテロシクロペンタジエンは芳香族性をもつため，求電子置換反応を受ける．ピロール，フラン，チオフェンの求電子置換反応の反応性はベンゼンよりかなり高く，もっぱら2位の炭素原子上の水素が置換される．2位より3位を優先する理由として，

参考　ナイアシン欠乏によるペラグラの発症について

　ピリジン誘導体であるニコチン酸またはナイアシンは，生体内で補酵素ニコチンアミドアデニンジヌクレオチド（nicotinamide adenine dinucleotide：NAD$^+$）とそのリン酸誘導体ニコチンアミドアデニンジヌクレオチドリン酸（nicotinamide adenine dinucleotide phosphate：NADP$^+$）として働く．生体内酸化還元反応において，NAD$^+$やNADP$^+$のピリジン環はヒドリドアニオン（水素陰イオンH$^-$，すなわち，水素＋電子1個）を受容して還元され，NADHやNADPHとなる．

　ナイアシン欠乏症の1つは，皮膚，胃腸管，中枢神経系の疾患であるペラグラ（pellagra）である．ペラグラの症状は，皮膚炎，下痢，認知症（痴呆）として進行し，治療しなければ致死的ダメージを受ける．その他ピリジン環をもった補酵素としてビタミンB$_6$〔ピリドキシン（pyridoxine），ピリドキサール（pyridoxal），ピリドキサミン（pyridoxamine）〕がある．

158 ●栄養科学イラストレイテッド

反応中間体であるカルボカチオンの共鳴非局在化が2位に反応が起きた場合の方が有利なためである.

E. アゾール化合物

五員環ヘテロ化合物には2つ目のヘテロ原子を導入できる(さらに3つ目,4つ目も可能).そのなかでも特に重要なものは2つ目の原子が窒素であるアゾール(azole)化合物である.代表的な3つの化合物をあげる.酸素と窒素が入った化合物をオキサゾール,窒素2つのものをイミダゾール,そして硫黄と窒素の入った化合物をチアゾールとよぶ.

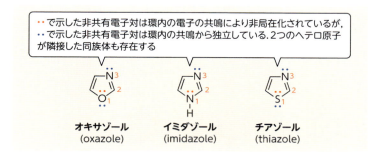

アゾール類の3位の窒素原子上の非共有電子対は,環内の電子共鳴に関与せず独立している.イミダゾールの場合で説明すると,イミダゾールの3位窒素は塩基性を示し,プロトンを受けとりやすい.プロトン化されて生じるイミダゾリウムイオンの正電荷は2つの窒素上に非局在化されるので,ピリジン窒素よりも塩基性が高い(pK_a値 7.0, ピリジン

Column

鈴木梅太郎とオリザニン(ビタミンB_1)

鈴木梅太郎(1874-1943)は,1911年に米ぬか中に脚気を予防する成分(抗脚気因子)が存在することを示した世界最初の論文を発表した.この成分はイネの学名 oryza sativa からオリザニン(oryzanin)と命名された.この時点では成分の本体は解明できておらず,その結晶が分離できたのは15年後にオランダで,化学構造が判明したのは25年後の米国であった.また,命名に関して,この物質の発見を鈴木博士と競ったCasimir Funk(ポーランド)の提唱した「vitamin (e)」が採用されたことは残念であった.しかし,欧米との激しい競争に立ち向かい,ノーベル賞候補として推薦されるまでになった研究者が1世紀以上も前の日本にいたことは特筆すべきことである.ビタミンB_1は分子内にチアゾール環ならびにピリミジン環をもち,チアミンとよばれる.体内ではその補酵素型チアミンピロリン酸として働く.ちなみにvitaminとは生命を意味する「vit」と塩基性物質である「amine」を結びつけたフンクの造語であるが,巧みな命名といえる.

チアミン (thiamine) → [ATP AMP リン酸化] → チアミンピロリン酸 (thiamine pyrophosphate : TPP)

のpK_a値5.2）．しかしながら，このsp^{2}窒素の電子は窒素原子核に引きつけられやすいためにsp^{3}窒素より塩基性が弱い．

F. 縮合環をもったヘテロ環化合物

　六員環同士または五員環と六員環とが縮合したヘテロ環化合物のいくつかを紹介する．ベンゼン環とピリジン環の縮合したキノリンとその位置異性体イソキノリンがある．

　ピリミジンとイミダゾールの縮合した形の化合物をプリンとよぶ．本章のはじめに示した尿酸やカフェインに類似したプリン骨格をもつ化合物として，ココアに含まれる苦味成分のテオブロミン，核酸塩基としてのアデニンとグアニンがある．アデニンとグアニンの9位の窒素にデオキシリボースやリボースが結合する．また，ベンゼン環とピロールが縮合したようなインドールがあり，この環状骨格をもつ天然化合物はトリプトファンをはじめ数多い．

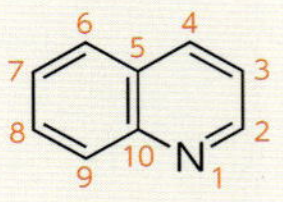

キノリン
(quinoline)

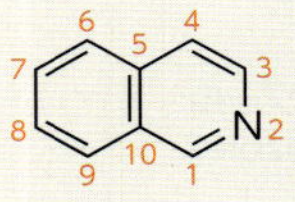

イソキノリン
(isoquinoline)

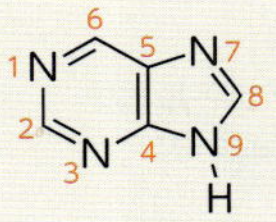

プリン
(purine)

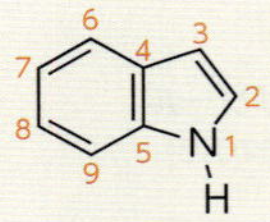

インドール
(indole)

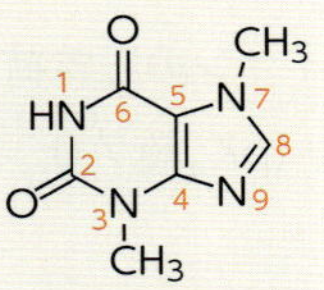

テオブロミン
(theobromine)

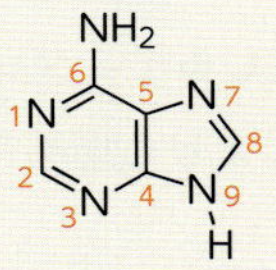

アデニン
(adenine)

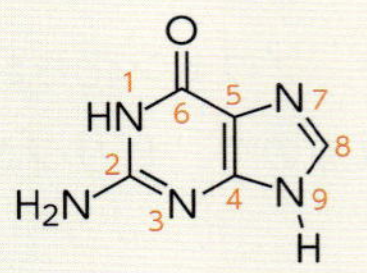

グアニン
(guanine)

10章 練習問題

Q1 次の化合物①〜③について IUPAC 命名法にしたがって命名しなさい．

①  ②  ③

Q2 フリーデル・クラフツ反応によるエチルベンゼンの合成経路を書きなさい．また，フリーデル・クラフツ反応のメカニズムを説明しなさい．

Q3 次の芳香族化合物の構造式を書きなさい．

① *m*-ニトロフェノール（*m*-nitrophenol）

② 5-イソプロピル-2-メチルフェノール（カルバクロール）
〔5-isopropyl-2-methylphenol（carvacrol）〕

③ 4-エチル-2,5-ジメチル安息香酸（4-ethyl-2,5-dimethylbenzoic acid）

Q4 フェノールに過剰の臭素水を反応させた．生成物の構造式を書き，IUPAC 命名法にしたがって命名しなさい．

Q5 *p*-メチルフェノールと *p*-メチル安息香酸がジエチルエーテルに溶解している．この2種の化合物を分離する過程を，反応式を用いて示しなさい．

Q6 アニリン（aniline），アセトアニリド（acetanilide），シクロヘキシルアミン（cyclohexylamine）の構造式を書き，塩基性の強い順に並べ替え，その理由を簡潔に述べなさい．

Q7 次の化合物をIUPAC命名法にしたがって命名し，塩基性の強い順に並べ替え，さらに塩基性の強弱について理由を説明しなさい．

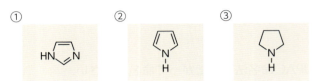

Q8 3-エチルピリジン（3-ethylpyridine）の構造式を書きなさい．

Q9 次の化合物をIUPAC命名法にしたがって命名しなさい．

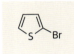

Q10 8-ヒドロキシアデニン（8-hydroxyadenine）の構造式を書きなさい．

解答&解説

A1 ① 4-ブロモ-2-クロロアニリン（4-bromo-2-chloroaniline）

② 3-イソプロピルベンゼンスルホン酸（3-isopropylbenzene sulfonic acid）
3-（プロパン-2-イル）ベンゼン-1-スルホン酸
〔3-(propan-2-yl)benzene-1-sulfonic acid〕
慣用名　クメンスルホン酸（cumene sulfonic acid）

③ 3-*tert*-ブチル-4-ヒドロキシトルエン（3-*tert*-butyl-4-hydroxytoluene）
慣用名　2-*tert*-ブチル-*p*-クレゾール（2-*tert*-butyl-*p*-cresol）

※アニリン（aniline），トルエン（toluene）は慣用名であるが，例外的にIUPAC命名法でも使用できる．

A2 フリーデル・クラフツ反応は，塩化アルミニウムを用いる．

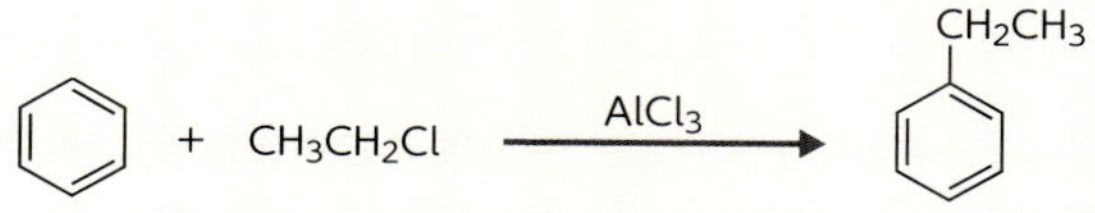

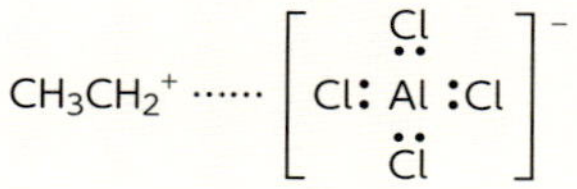

アルミニウムは，オクテット則により安定化する．$CH_3CH_2^+$は，求電子試薬（剤）としてベンゼン環に求電子攻撃をする．その結果，求電子置換反応が起き，ベンゼン環にエチル基を導入することができる．

A3 ①　　　　　　　　　　　　　②

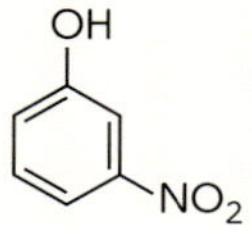

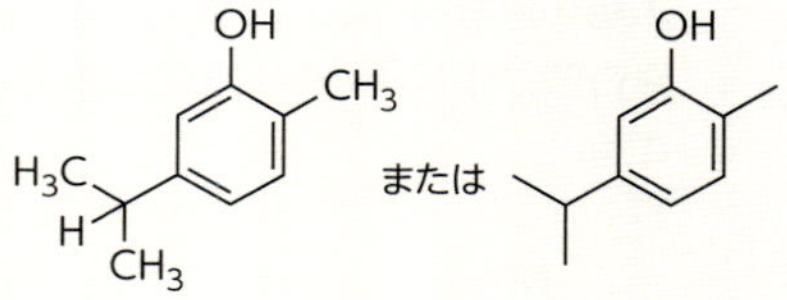

③

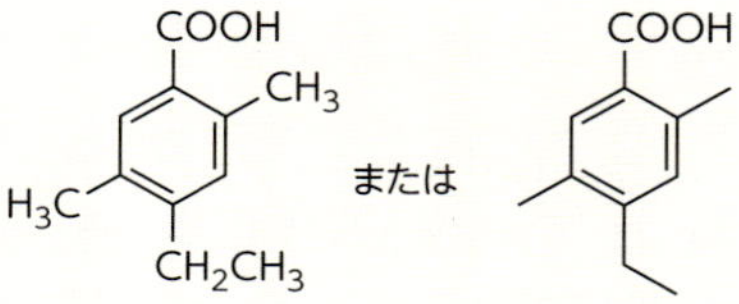

A4

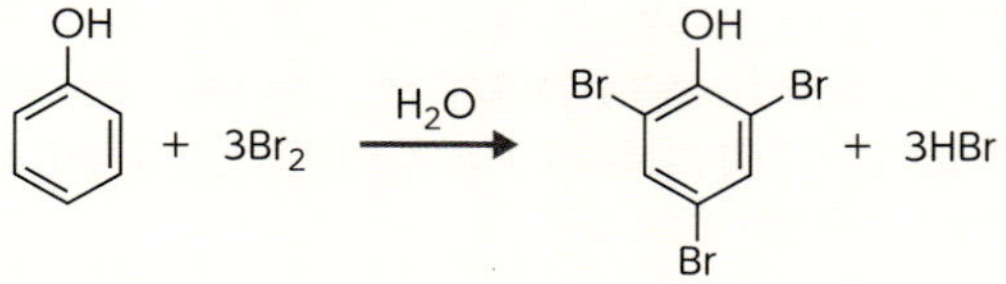

2,4,6-トリブロモフェノール
(2,4,6-tribromophenol)

有機化学　163

A5

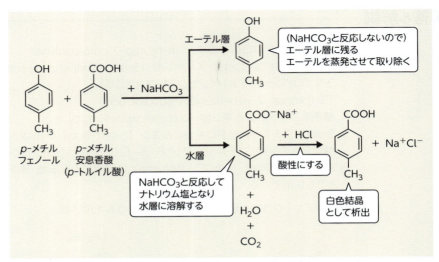

分液ロートに p-メチルフェノールと p-メチル安息香酸が溶解したジエチルエーテルと重曹水（NaHCO₃水溶液）を加えてよく混合した後静置する．この操作で p-メチル安息香酸が NaHCO₃ と反応して塩を形成する．

二層に分かれたエーテル層（上層）に p-メチルフェノールが残り，水層（下層）に p-メチル安息香酸ナトリウム塩が溶解するので分離できる．
水層を塩酸（HCl）で酸性にするとナトリウム塩からカルボン酸に戻る．p-メチル安息香酸は水に不溶なので白色結晶として析出するため，ろ過操作で取り出すことができる．

A6

アニリン　　アセトアニリド　　シクロヘキシルアミン

塩基性はシクロヘキシルアミン＞アニリン＞アセトアニリドの順に強い（それぞれの化合物に対応するカチオンの pK_a は，9.8＞4.6＞0.3）．シクロヘキシルアミンは第一級アミンであり，窒素原子上の非共有電子対がプロトンを受容する効果が強い．アニリン窒素原子上の非共有電子対は，ベンゼン環内の π 電子系の共鳴に参加するため，窒素原子上の電子密度が低下し，プロトンを受容する効果が弱まる．アセトアニリドでは，C＝O のカルボニル基の π 電子が酸素原子に引き寄せられ，炭素原子の電子密度が低くなり，隣の窒素原子の非共有電子対が炭素原子上に異性化するため，窒素原子の塩基性はこれらのなかで最も弱くなる．

A7 ①イミダゾール（imidazole），②ピロール（pyrrole），③ピロリジン（pyrrolidine）．
塩基性は③＞①＞②の順に強い．
ピロリジンは第2級アミンであり，窒素原子の非共有電子対の塩基性は強い（対応するカチオンのpK_a＝11.27）．
イミダゾールの一方の窒素原子の非共有電子対はsp^2軌道にあるため，プロトンを受けとることが可能．さらにプロトン化で生じたイミダゾリウムイオンの＋荷電が2つの窒素原子上で非局在化できるため，塩基性がピロールに比べはるかに強い（対応するカチオンのpK_a＝7.0）．

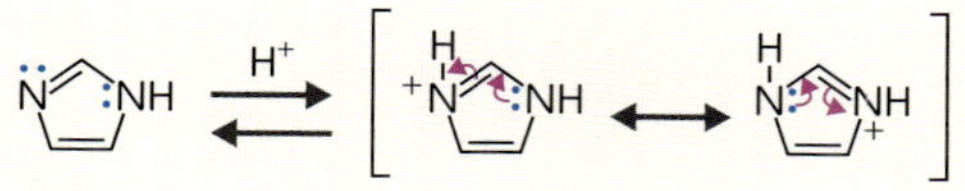

ピロール窒素原子の非共有電子対は2p軌道にあるため，環内電子の共鳴に関与してしまい，プロトンを受けとる能力が非常に弱くなる（対応するカチオンのpK_a＝0.4）．

A8

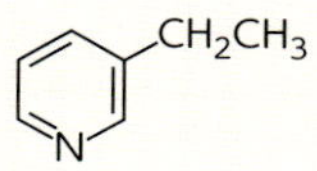

CH_2CH_3

A9 2-ブロモチオフェン（2-bromothiophene）

A10

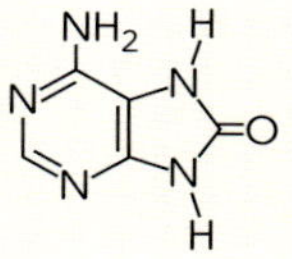

第IV部
栄養素の有機化学から生化学へのいざない

第Ⅳ部　栄養素の有機化学から生化学へのいざない

はじめに

　第Ⅲ部まで，食品成分などを題材にとり上げながら有機化学の基礎的な知識を習得することを目標にして学んできた．第Ⅳ部ではさらに，糖類，脂質，アミノ酸などの栄養素を対象にして有機化学的な視点で生体成分について理解を深める．これによって，管理栄養士養成課程の必修科目である「生化学」を理解するための基盤ができることを目標とした．

　さらに，本書の特色として第14章では，酵素反応の有機化学をとり上げた．高等学校で生物を履修した人は，解糖系やクエン酸回路について学び，物質が代謝される順番を暗記している人が多い（棒暗記の良し悪しは別として）と思われる．物質が代謝される各段階をスムーズに促す触媒として働いているのが酵素で，物質本体としてはタンパク質である．そして酵素が特異的に作用する対象物質が基質である．基質と酵素の関係は，よく鍵と鍵穴に例えられるが，その両者が相互作用する最も肝心な部位が酵素の活性中心（活性部位）である．有機化学には，バイオミメティクス（Biomimetics）といわれる分野がある．"bio"は「生物」を意味し，"mimetic"は「模倣の」という意味である．つまり，生物がもつ優れた機能をお手本にして人工的に模倣し，生体成分を超える機能分子を創造する化学である．バイオミメティクスの研究分野では，酵素分子の活性中心を人工的に再現した，いわば人工酵素が合成され，酵素のような特異反応を行うことが可能になってきた．しかもタンパク質ではないので，熱変性による失活をしない安定で機能的な分子（デバイス）が創造されている．このような新しい研究も展開されていることから，もはや有機化学と生化学の垣根はないといっても過言ではないのではないだろうか．現代は分子生物学が驚異的に進歩しているが，有機化学の領域では生物機能モデルの新しい研究が日進月歩で展開されていることも注目に値する．ともあれ，管理栄養士を目指し，栄養素を主として生体内における複雑で巧妙な物質代謝を学ぶためには，酵素反応の各ステップを有機化学の視点で理解する姿勢をもつことは重要であるといえる．

第IV部　栄養素の有機化学から生化学へのいざない

11章　糖類の化学

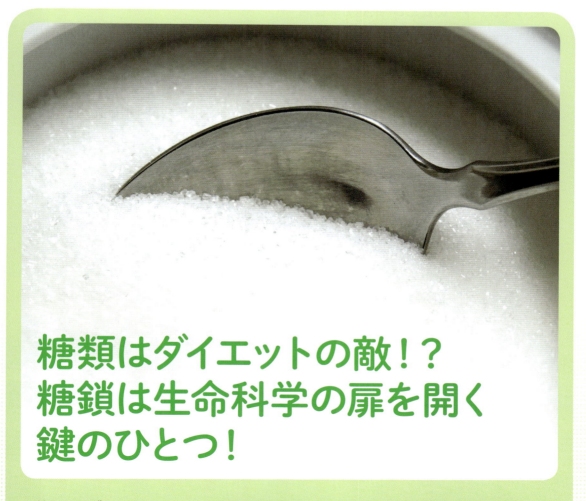

糖類はダイエットの敵！？
糖鎖は生命科学の扉を開く
鍵のひとつ！

糖と聞けばたいていの人は，砂糖を思い浮かべると思う．砂糖は日常，お菓子づくりや調理をするときの材料として使われている．しかし，化学物質の名称としては砂糖という言葉は使わず，ショ糖，あるいはスクロースという．また，スクロースの次によく知られている糖はグルコース（ブドウ糖）ではないだろうか．グルコースは生体のエネルギー源として重要であり，細胞呼吸（内呼吸）によってグルコースなどの有機化合物を分解してエネルギーを得ることができる．特に脳が活動するうえで多くのグルコースを必要とする．動物は生きていくために必要なエネルギーをグルコースが多数連結した多糖類であるグリコーゲンとして，植物は同じくグルコースが多数連結した多糖類であるデンプンを蓄えている．第11章では，これら日常生活と関係が深く，また生体にとって重要な糖類の化学について学ぼう．

1 糖類の構造のあらわし方

A. フィッシャーの式と D- 系列の単糖類

　まず，3〜6個の炭素をもつ糖類の基本単位である単糖について説明する．糖類の構造をあらわすときには，一般に糖の炭素骨格を鎖状構造であらわす**フィッシャーの式**が用いられる．この式について，炭素数が3個の最も簡単な構造をした単糖（三炭糖，トリオース）であるグリセルアルデヒドを基にして説明する．

　単糖類には，立体構造の異なる立体異性体が存在する．

D-グリセルアルデヒド
(D-glyceraldehyde)

L-グリセルアルデヒド
(L-glyceraldehyde)

　D-グリセルアルデヒドの2位にある不斉炭素原子（**第7章**参照）と結合しているヒドロキシ基（-OH）は，すべて右側にみられる．それに対してL-グリセルアルデヒドの2位にある不斉炭素原子と結合しているヒドロキシ基は，すべて左側にみられる（エナンチオマー）．**図1**に三炭糖（トリオース），四炭糖（テトロース），五炭糖（ペントース），六炭糖（ヘキソース）の構造が系統的にピラミッドのようにあらわされている．　　で示されたヒドロキシ基は，各糖のアルデヒド基から最も遠くにある不斉炭素原子に結合している．これらのヒドロキシ基はすべて右側にある．つまり，D-グリセルアルデヒドを基準にした立体構造をもつD系列の単糖類である．これらD系列の単糖類のエナンチオマーがL系列の単糖類であるが，自然界に広く存在しているのはD系列の単糖類である．

　以上のように，フィッシャーの式で単糖類の鎖状構造についてD系列とL系列の説明をした．しかし，この鎖状構造では単糖類を溶解した水溶液の旋光度が時々刻々と変化する

Column

糖，核酸，タンパク質化学の開拓者 E. フィッシャー

　フィッシャーの式を発案した Emil Fischer（エミール フィッシャー）（1852-1919）は，ボン大学で学んだ後，シュトラスブルク大学（当時ドイツ領，現フランスのストラスブール大学）のBaeyer（バイヤー）のもとで有機合成を学び，フェニルヒドラジンを合成して糖質・炭水化物の構造研究に役立てた．1902年に糖類とプリン塩基の研究に対して第2回ノーベル化学賞が授与された後も，ペプチドやタンパク質の化学を発展させた．フィッシャーのも

とに日本の鈴木梅太郎が3年間留学し，ペプチド化学の発展に貢献した．鈴木が帰国する際にフィッシャーは，日本では東洋における独自のテーマを見つけて研究するのがよいだろうと助言したといわれている．この助言が，当時，脚気患者の多かった日本における重要な研究テーマとして鈴木が脚気の治療・予防因子であるオリザニンを発見するきっかけになったとされている（p159 **第10章 §4 コラム**参照）．

170 ●　栄養科学イラストレイテッド

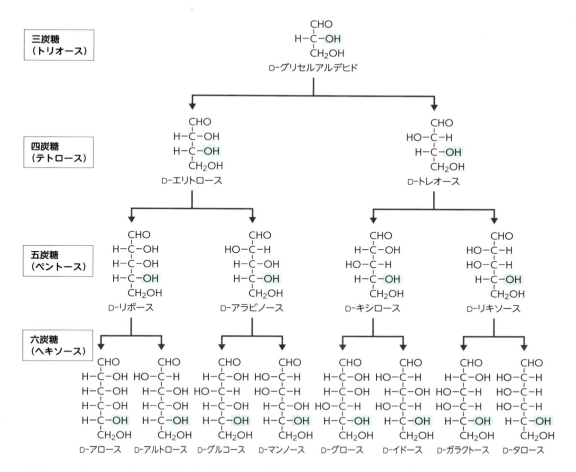

図1 フィッシャーの式であらわしたD系列のアルドース

変旋光という現象が説明できない（旋光性，旋光度については，p93 第7章コラムを参照）．

B. ハワースの式

　イギリスの化学者 Walter Norman Haworth（ウォルター ノーマン ハワース）（1883-1950）は，単糖類を環状構造であらわすことによって変旋光の説明を可能にした（ハワースの名前をカタカナでは，ハウアースとも書く）．以下は，鎖状構造（右横向きのU字形）のD-グルコース（D-glucose）が水溶液中でアルデヒド基の炭素原子とヒドロキシ基の酸素原子の間で閉環する状態をあらわしている．その結果，ナンバリング1位の炭素原子（アノマー炭素）に結合したヒドロキシ基（ヘミアセタールOH基，アノマー性OH基）の立体配置が下側にある方をα形（α-D-グルコース），上側にある方をβ形（β-D-グルコース）と区別している．ちなみにα-D-グルコースは比旋光度 $[\alpha]_D^{20} +112°$，β-D-グルコースは $+19°$ である．変旋光が起きるのは，環状構造から鎖状構造を経て再び環状構造に閉環するときに

生じる現象による．α形とβ形は，平衡混合物において36：64の比で存在する．この平衡時における旋光度が＋53°である．以上のように変旋光という現象は，**ハワースの式**を用いることによって明解に説明されるが，鎖状構造であらわすフィッシャーの式も有用であり，現在は単糖類の構造のあらわし方として，フィッシャーの式とハワースの式の両方が用いられている．また，閉環の際には六員環のピラノース環と五員環のフラノース環の両方が水溶液中で生じるが，一般にピラノース環の方がフラノース環よりも安定なので存在確率が高い．

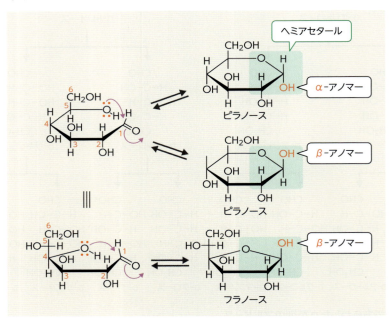

なお，カルボニル基（ケトン基）のある六炭糖（ケトース）であるD-フルクトース（D-果糖）は以下のようにフラノース環の方が安定である．なお，アルドースのD-グルコースもケトースのD-フルクトースもともに還元糖である[※1]．

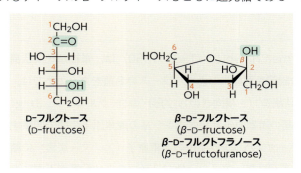

※1　鎖状構造であるフィッシャーの式であらわすと，還元性のあるアルデヒド基をもつアルドースは還元糖である．一般にケトン基は還元性ではないが，フルクトースはケトン基に隣接して−CH$_2$OHがあるため，ケト-エノールの互変異性によりエンジオールを経てアルドースに異性化する．したがって，フルクトースは還元糖である．

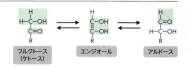

2 単糖の誘導体

A. 糖アルコール

　菓子類の食品表示で**ソルビトール**と書かれている食品添加物をよく目にするのではないだろうか．ソルビトールは，グルコースまたはフルクトースを還元して得られる糖アルコールの一種でスクロースの約1/2の甘さがある甘味料である．このような甘味料のなかには，スクロースとは異なる性質，すなわち虫歯になりにくい抗う蝕性，低カロリー，保湿性などを求めて研究開発されたものがある．ここでは，単糖類の酸化，還元，ラクトン化によって誘導される化合物である糖の誘導体について説明する．

　D-グルコースの1位にあるアルデヒド基（-CHO）を還元（+2H）すると-CH₂OHになる，すなわち糖アルコールであるD-グルシトール（慣用名：D-ソルビトール）が生成する．また，D-フルクトースの2位にあるカルボニル基を還元（+2H）すると-CHOH-になるが，ヒドロキシ基が右側にあればD-グルシトールが生成し，ヒドロキシ基が左側にあればD-マンニトール（D-マンニット）が生成する．つまり，2位にあるヒドロキシ基の立体配置によって異なる糖アルコールが生成することに注意しなければならない．D-マンニトールはスクロースの約6/10の甘味があり，海藻に含まれている成分であるが，D-マンノースの還元または，D-グルコースの還元と異性化によって製造されている．

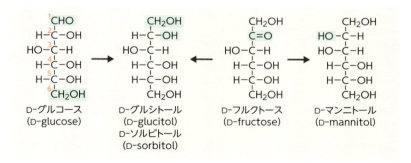

B. ウロン酸

　次に，D-グルコースの6位にある-CH₂OHを特異的に酸化してカルボキシ基（-COOH）にした糖の誘導体，すなわち，アルデヒド基とカルボキシ基の両方をもつ糖の誘導体を**ウロン酸**という．以下で示したウロン酸はD-グルクロン酸で，肝臓において解毒作用を担う働きをしており，毒性のある化合物と結合したグルクロナイドとして尿中に排泄される．

D-グルコース　　　　　　　　D-グルクロン酸
(D-glucose)　　　　　　　　(D-glucuronic acid)

C. アルドン酸

　　また，D-グルコースの1位にあるアルデヒド基を酸化するとカルボキシ基をもつ糖の誘導体が生成し，これを**アルドン酸**という．以下で示したアルドン酸の一種はD-グルコン酸で，1位にあるカルボキシ基と5位にあるヒドロキシ基の間で水分子（H_2O）が脱離（分子内脱水縮合）すると6員環のラクトンであるD-グルコノ-1,5-ラクトン（D-グルコノ-δ-ラクトン）が生成する．この化合物は豆腐を製造する際に，苦汁の代わりに豆乳凝固剤として使用されている．

D-グルコン酸　　　　　　　　D-グルコノ-1,5-ラクトン
(D-gluconic acid)　　　　　　(D-glucono-1,5-lactone)
　　　　　　　　　　　　　D-グルコノ-δ-ラクトン
　　　　　　　　　　　　　(D-glucono-δ-lactone)

D. アミノ糖

　　その他に，窒素原子をもつ単糖の誘導体として重要なものにアミノ糖がある．糖のヒドロキシ基がアミノ基（−NH_2）で置換された糖の誘導体を**アミノ糖**という．よく知られたアミノ糖は，D-グルコースの2位がアミノ基で置換されたD-グルコサミンである．D-グルコサミンは，エビ，カニなどの甲殻類の殻であるキチンに含まれている．また自然界では，アミノ基の水素がアセチル基（−$COCH_3$）で置換された*N*-アセチル-D-グルコサミンであることが多く，キチンは*N*-アセチル-D-グルコサミンを構成要素としてもつ多糖である．また，ヒトの血液型を決める血液型物質は，D-グルコサミンやD-ガラクトサミンを構成要素としてもつ．

174　　●栄養科学イラストレイテッド

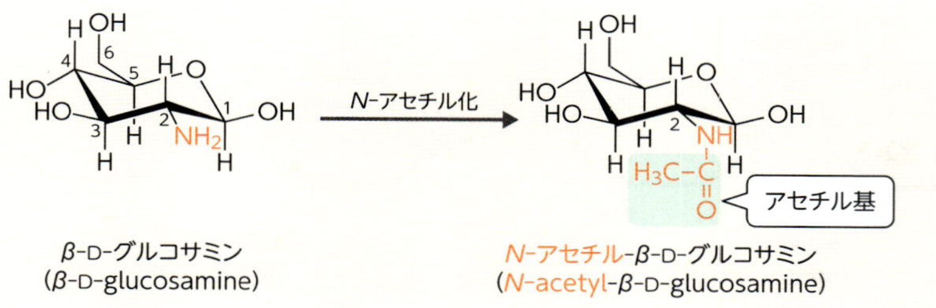

β-D-グルコサミン
(β-D-glucosamine)

N-アセチル化 →

アセチル基

N-アセチル-β-D-グルコサミン
(N-acetyl-β-D-glucosamine)

---

3 二糖類

A. マルトース

　2つの単糖の間で脱水縮合して生成した糖を二糖類という．例えば，α-D-グルコースの1位にあるヒドロキシ基と，もう1分子のD-グルコースの4位にあるヒドロキシ基の間で脱水縮合によって結合（**グリコシド結合**）した結果，生成する二糖類（還元糖）は**マルトース**（麦芽糖）である．

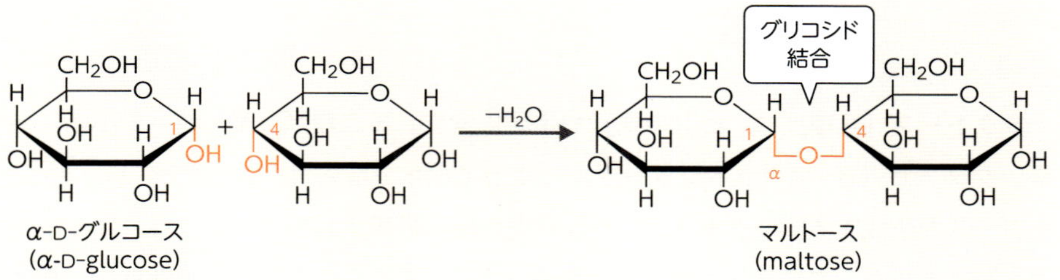

α-D-グルコース
(α-D-glucose)

グリコシド結合

−H₂O →

マルトース
(maltose)

B. セロビオース

　セロビオースは，同じく2分子のD-グルコース間で脱水縮合して生成する二糖類であるが，グリコシド結合のしかたが異なる．マルトースはα-1,4結合であるが，セロビオースはβ-1,4結合である．このように，単糖の種類と数は同じであるが，糖鎖の結合様式が異なるのでマルトースとセロビオースは異なる性質をもつ二糖類である．セロビオースは，自然界では単独で存在しないが，植物の細胞壁を構成する多糖のセルロースを加水分解することによって生成する還元糖である．

有機化学 ● 175

α-1,4結合　　　　　　　　　β-1,4結合

マルトース
(maltose)

セロビオース
(cellobiose)

C. その他二糖類

他にもラクトース，スクロース，トレハロースなどがある．

ラクトース
(lactose)

スクロース
(sucrose)

トレハロース
(trehalose)

　　ラクトース（乳糖）は，ヒトの乳汁や牛乳に含まれる二糖類（還元糖）で小腸にある酵素ラクターゼ（β-ガラクトシダーゼ）によって加水分解され，D-ガラクトースとD-グルコースが生成する．ラクターゼは，乳幼児の頃は酵素活性が高いが，成長するにつれて個人差はあるが，酵素活性が低下する傾向がある．また，ラクターゼの活性は比較的，東洋人では低いといわれ，ラクトースの加水分解が困難な人を乳糖不耐症という．**スクロース**は，サトウキビ，またはテンサイ（サトウダイコン），サトウカエデ（メープル）から得られ，広く甘味料として利用されている．D-グルコースとD-フルクトースのヘミアセタールOH基同士（還元末端同士）が脱水縮合により結合しているので非還元糖である．スクロースを加水分解するとD-グルコースとD-フルクトースが1：1で生成し，これを転化糖という．蜂蜜には転化糖が多く含まれている．**トレハロース**は，2分子のD-グルコースがα-1,1結合して生成した二糖類である．自然界では，酵母菌やカビ，昆虫の体液中に含まれている．スクロースと比較してpHや熱に対して安定で着色しにくく，タンパク質の変性抑制効果，食品のテクスチャーや味の保持効果がある．還元末端同士が結合しているので非還元糖である．

176　　● 栄養科学イラストレイテッド

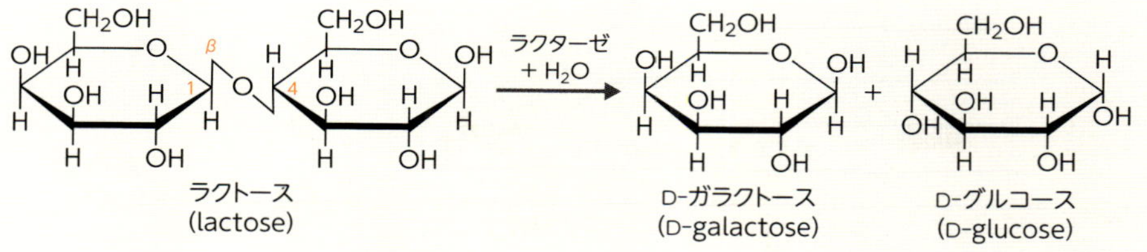

ラクトース
(lactose)

ラクターゼ
+ H_2O

D-ガラクトース
(D-galactose)

D-グルコース
(D-glucose)

4 多糖類

A. デンプン

　多糖類は二大別され，同一の単糖類のみからなる多糖類を**ホモ多糖類**，2種類以上の単糖類からなる多糖類を**ヘテロ多糖類**という．食品成分として，最も身近なホモ多糖類はデンプンであろう．デンプンは D-グルコースのみからなる重合体（ポリマー）で水に不溶性の高分子化合物である．デンプンは，植物が二酸化炭素と水，そして太陽光によって光合成（炭酸同化）し，種子や根茎などに貯蔵される．したがって，デンプンは植物にとってエネルギー源となる貯蔵多糖であり，デンプン粒は熱水に溶解するアミロースと熱水に溶解しないアミロペクチンからなる．

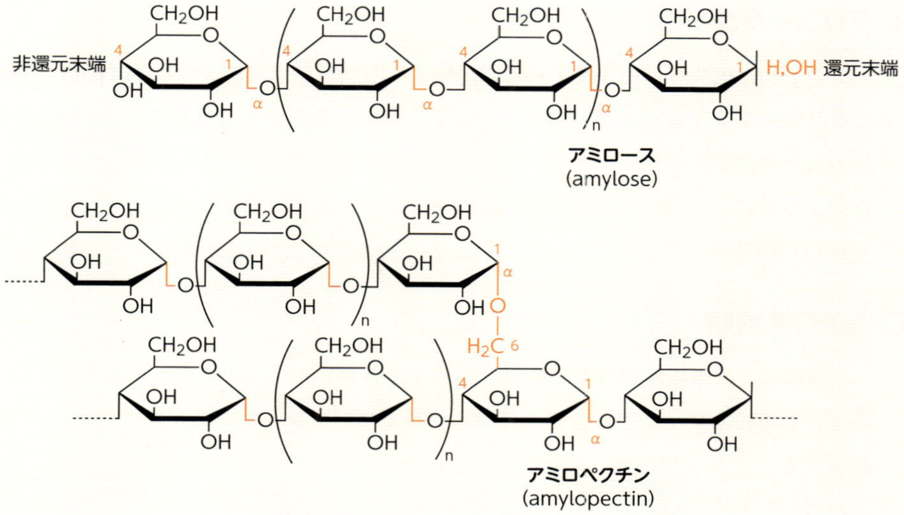

アミロース
(amylose)

アミロペクチン
(amylopectin)

1）アミロース

　アミロースは D-グルコースが α-1,4 結合した 1 本鎖のポリマーで，末端にはヘミアセタール OH 基があるので還元末端という．アミロースの 1 本鎖ポリマーは水素結合により，

有機化学　●　177

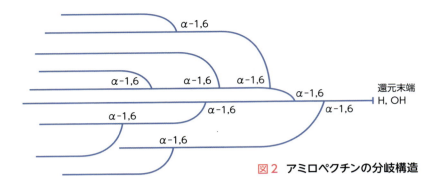

図2 アミロペクチンの分岐構造

左巻きのらせん構造（ヘリックス）になる．水溶液中では，このらせん構造にヨウ素分子が取り込まれて深青色を呈する．これが，ヨウ素デンプン反応である．また，アミロースは唾液や膵臓で分泌されるα-アミラーゼによって二糖類のマルトースに加水分解され，さらに小腸でα-グルコシダーゼによってD-グルコースに加水分解されて吸収される．

2）アミロペクチン

他方，**アミロペクチン**は，D-グルコースがα-1,4結合した1本鎖のポリマー上で，D-グルコースの重合度が約25に1回の割合でα-1,6結合により分岐している．したがって，アミロペクチンにα-アミラーゼを作用させると不規則に加水分解されてマルトースが生成するが，α-1,6結合により分岐している部分は加水分解できないので，限界デキストリンが生成する（図2）．

B. グリコーゲン

デンプンは植物の貯蔵多糖であるが，動物の貯蔵多糖は肝臓や骨格筋で合成，貯蔵される**グリコーゲン**である．グリコーゲンはアミロペクチンのようにD-グルコースがα-1,4結合した直鎖状のポリマー上で，D-グルコースの重合度が約10に1回の割合でα-1,6結合により分岐している．したがって，グリコーゲンはアミロペクチンよりも細かい枝分かれをした構造で，エネルギーの必要に応じて加水分解されてD-グルコースを供給する．

C. ヘテロ多糖類

2種類以上の単糖類からなる多糖類をヘテロ多糖類というが，身近な食品成分のヘテロ多糖としてこんにゃく芋に含まれている**グルコマンナン**（コンニャクマンナン）の構造を説明する．グルコマンナンの構造は完全に解明されているとはいえないが，D-グルコースとD-マンノースが，β-1,4結合している．以下は，グルコマンナンの一部分であるMan-Man-Man-Glcの構造をあらわしている（ManはD-マンノース，GlcはD-グルコース）．

海藻の紅藻類であるテングサからゲル化する**寒天**が得られる．寒天はアガロースとアガロペクチンという多糖類からできているが，構成している単糖類はガラクトースと3,6-アンヒドロガラクトースである．グルコマンナンや寒天は食物繊維（dietary fiber）といわれ，ヒトの消化酵素によって加水分解されない多糖類である．食物繊維には，水溶性と非水溶性の食物繊維があるが，一般に水溶性の食物繊維は血清コレステロールを低下させ，また血糖値の上昇を抑制する機能をもつ．また，非水溶性の食物繊維は，便秘の改善や大腸がんを予防する効果があるといわれている．現在，日本人の食物繊維摂取量（1日約17g）は不足しているといわれているが，比較的海産物を得やすい日本人にとって，海藻は食物繊維のよい供給源である．例えば，マコンブに含まれるアルギン酸は，水溶性でコレステロール低下作用，血圧低下作用，整腸作用など食品の第三次機能をもつ．

参考図書

1）「大学生の有機化学」（大野惇吉／著），三共出版，2002
2）「有機化学　基礎の基礎」（山本嘉則／編著），化学同人，1997
3）「生命科学のための有機化学Ⅰ」（原田義也／著），東京大学出版会，2004
4）「有機化学　ライフサイエンスの基礎」（中谷延二／著），培風館，1983
5）「有機化学用語事典」（古賀　元，他／著），朝倉書店，1990
6）「酵素反応の有機化学」（大野惇吉／著），丸善，1997

第11章 練習問題

Q1 図1を参照してL系列のアルドヘキソース（炭素数6個のアルドース8種類）の構造式を書きなさい．

Q2 フルクトフラノースβ2↔1αグルコピラノースの構造を書きなさい．また，この二糖類の名称と還元糖か非還元糖かを答えなさい．

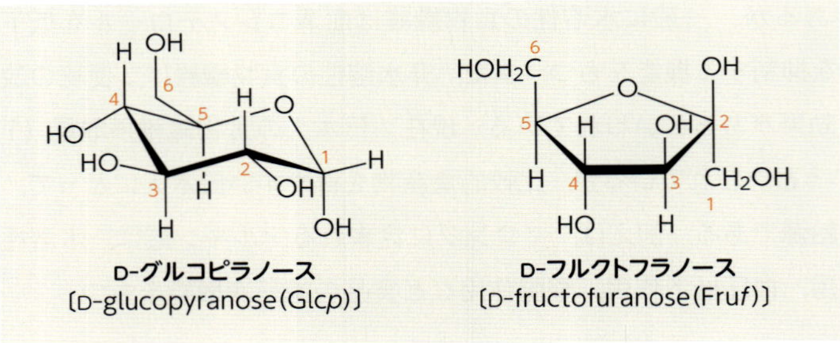

D-グルコピラノース
〔D-glucopyranose (Glc*p*)〕

D-フルクトフラノース
〔D-fructofuranose (Fru*f*)〕

Q3 下図に示すアルドン酸①の1位と4位で脱水縮合した結果，生成するラクトンの構造を②に，さらに②の2位と3位のヒドロキシ基（エンジオール部分）がともに酸化された構造を③に書きなさい．②は，抗壊血病因子でL-アスコルビン酸（ビタミンC）といわれる．

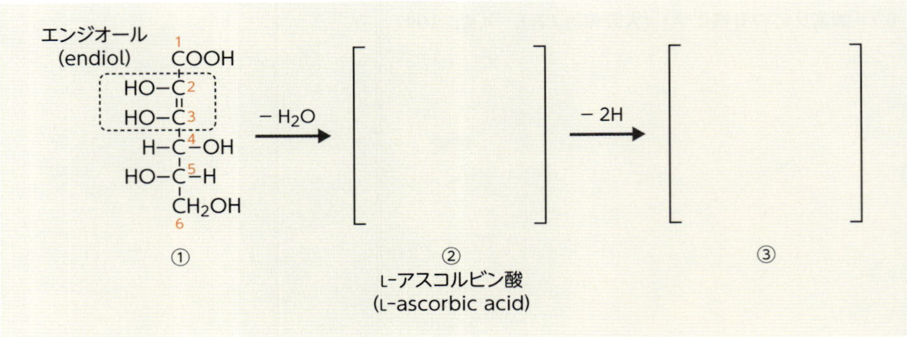

L-アスコルビン酸
(L-ascorbic acid)

Q4 セルロースは，高等植物の細胞壁を構成している多糖類で，D-グルコースが，β-1,4結合で重合したポリマーである．ヒトは，セルロースを消化してエネルギー源にすることができない理由を説明しなさい（ヒント：アミロースとの結合様式の違い）．

180 ● 栄養科学イラストレイテッド

解答 & 解説

A1

```
    CHO           CHO           CHO           CHO
 HO-C-H        H-C-OH       HO-C-H        H-C-OH
 HO-C-H       HO-C-H        H-C-OH        H-C-OH
 HO-C-H       HO-C-H       HO-C-H        HO-C-H
 HO-C-H       HO-C-H       HO-C-H        HO-C-H
   CH2OH         CH2OH         CH2OH         CH2OH

    CHO           CHO           CHO           CHO
 HO-C-H        H-C-OH       HO-C-H        H-C-OH
 HO-C-H       HO-C-H        H-C-OH        H-C-OH
  H-C-OH        H-C-OH       H-C-OH        H-C-OH
 HO-C-H       HO-C-H       HO-C-H        HO-C-H
   CH2OH         CH2OH         CH2OH         CH2OH
```

A2　スクロース，非還元糖

A3

```
  ②                     ③
  O=C                    O=C
 HO-C                    O=C
 HO-C   O                O=C   O
  H-C                    H-C
 HO-C-H                 HO-C-H
   CH2OH                  CH2OH
```

A4

ヒトは，セルロースを構成しているD-グルコース間のグリコシド結合，すなわちβ-1,4結合を加水分解できる酵素をもっていないため．ただし，ヤギ，羊，牛のような反芻動物は胃が4つあり，第一胃（ルーメン）の中にいる細菌の酵素によってセルロースを加水分解し，利用することができる．

有機化学　181

第IV部　栄養素の有機化学から生化学へのいざない

第12章　脂質の化学

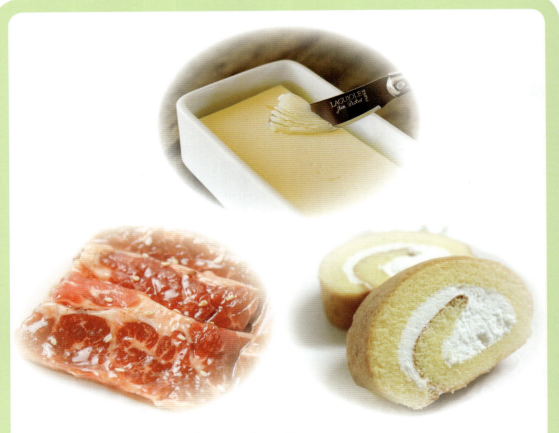

脂質ってどんなもの？

脂質は水に溶けにくく，エーテル，ヘキサン，クロロホルム，ベンゼンなどの非（低）極性有機溶媒に溶けやすい物質の総称である．われわれが食事から摂取する脂質の主成分はトリグリセリドである．ケーキをつくるとき，スポンジ生地にはバターのように固まっている脂肪を入れ，デコレーションには生クリームを使うことがあるが，このなかにも多くのトリグリセリドが含まれている．また，野菜炒めをつくるときに使うサラダ油も主成分はトリグリセリドだ．トリグリセリドは動物の体内で蓄えられ，必要なときに効率よくエネルギーに変えられて使われる．そして，動物や植物の細胞のまわりにある細胞膜は主にリン脂質が構成成分である．第12章では，脂質の種類や特徴について学ぼう．

表1 脂質の分類

分類		名称	構成成分
単純脂質		油脂（グリセリド，中性脂肪）	脂肪酸，グリセリン
		ステロールエステル	脂肪酸，ステロール
		ろう（ワックス）	脂肪酸，脂肪族アルコール
複合脂質	リン脂質	グリセロリン脂質	脂肪酸，グリセリン，リン酸，塩基
		スフィンゴリン脂質	脂肪酸，スフィンゴシン，リン酸，塩基
	糖脂質	グリセロ糖脂質	脂肪酸，グリセリン，糖
		スフィンゴ糖脂質	脂肪酸，スフィンゴシン，糖
誘導脂質		脂肪酸	飽和脂肪酸，不飽和脂肪酸
		ステロイド	ステロール，ステロイドホルモン，胆汁酸
		脂肪族アルコール	アルコール
		イコサノイド	プロスタグランジン，トロンボキサン，ロイコトリエン
		脂溶性ビタミン	ビタミンA，D，E，K
		脂溶性色素	クロロフィル，カロテノイド系色素，キノン系色素，フラボノイド系色素

　脂質は単純脂質，複合脂質，誘導脂質に分類することができる（表1）．単純脂質は，脂肪酸とアルコール類からなるエステルで，複合脂質は脂肪酸とアルコール以外にリン酸や糖，シアル酸や窒素塩基などを含む複雑な構造の脂質である．複合脂質は疎水性部分（脂肪酸など）と親水性部分（リン酸や塩基など）からなり，両親媒性を示す．また誘導脂質は脂肪酸やステロールなど単純脂質から誘導されてできたものをいう．それぞれについて順に解説する．

1　単純脂質

A. 油脂（グリセリド，中性脂肪）

　グリセリンのヒドロキシ基に脂肪酸がエステル結合したものをいい，3個のヒドロキシ基に3分子の脂肪酸が結合したものを**トリグリセリド**（トリアシルグリセロール），2分子の脂肪酸が結合したものを**ジグリセリド**，1分子の脂肪酸が結合したものを**モノグリセリド**とよぶ．グリセリドを構成する脂肪酸の種類により，融点が異なる．主に不飽和脂肪酸を構成脂肪酸とする植物油脂や魚油（海産動物油脂）は常温で液体である．また，飽和脂肪酸が多い陸産動物油脂は常温で固体である．

有機化学　●　183

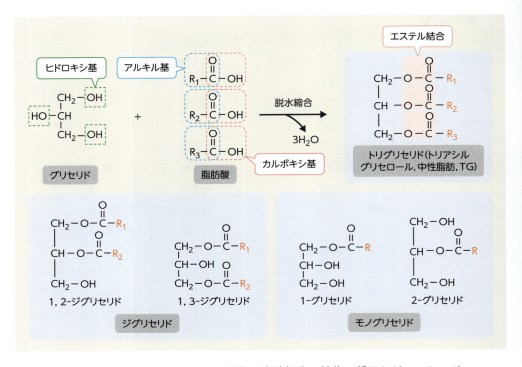

　天然油脂の大部分はトリグリセリドで，動物の脂肪細胞や植物の種子などにエネルギー貯蔵体として存在しているが，細胞膜には存在しない．トリグリセリドは糖質と違い疎水性のため，水和して容積や重量が大きくなることなく細胞内に無水状態で保存できるため，エネルギー貯蔵体として効率がよい．また，トリグリセリドはコレステロールエステルとともに，リポタンパク質によって血液中を輸送される．トリグリセリドは，アルカリやリパーゼにより，脂肪酸とグリセリンに加水分解される．天然油脂には，少量のジグリセリドや微量のモノグリセリドも含まれる．長鎖モノグリセリドは，界面活性が強いため，食品工業，医薬品・化粧品製造で乳化剤として用いられている．

B. ステロールエステル

　ステロールエステルは，ステロールと脂肪酸がエステル結合したものであり，コレステロールエステルはコレステロールの3位のヒドロキシ基に不飽和脂肪酸がエステル結合したものである．血液中では，コレステロールがコレステロールエステルの形でリポタンパク質によって輸送される．

C. ろう（ワックス）

一価の脂肪族アルコールに長鎖脂肪酸がエステル結合したものをいう．ろうは一般に融点が高く，室温で固体である．ろうの硬さは，炭化水素鎖の長さと飽和度によって異なる．非常に疎水性が高く，植物では主に葉，種子，果実，花，茎などの表面に存在し，虫や傷からの防御や水分蒸散の調節に役立っている．また，水鳥の羽はろうで覆われており，撥水性を保っている．ヒトは消化酵素をもたないため，ろうをエネルギーとして利用することはできない．蜜ロウ（ミツバチの巣の構成成分）には，炭素数16のパルミチン酸と炭素数30のアルコールがエステル結合したパルミチン酸ミリシルが多く含まれている．

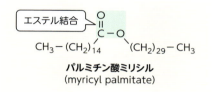

2 複合脂質

A. リン脂質

アルコールと脂肪酸のエステル（グリセリドまたはセラミド）にリン酸を含む脂質で，**グリセロリン脂質**と**スフィンゴリン脂質**に分類される．

1）グリセロリン脂質（表2）

グリセリンの1位と2位の炭素に脂肪酸および3位にリン酸が結合したホスファチジン酸を基本としている．グリセリンの1位には飽和脂肪酸，2位には不飽和脂肪酸が結合することが多い．

- ホスファチジルコリン（レシチン）：動物の脳，肝臓，卵黄やマメ科の植物，酵母など，生物界に最も広く分布する膜リン脂質である．細菌には一般的には存在していない．卵黄や大豆のレシチンは，天然の乳化剤として食品製造に利用されている．
- ホスファチジルエタノールアミン（セファリン）：レシチンと同様広く動植物界に分布する．
- ホスファチジルセリン：脳や赤血球膜に広く分布し，アポトーシス（プログラム細胞死）や血液凝固において重要な役割を果たす．
- ホスファチジルイノシトール：動物の肝臓，心臓，他にも酵母，食品ではグリーンピースなどに含まれ，細胞膜を通して情報を伝達するセカンドメッセンジャーの前駆体とし

表2 主なグリセロリン脂質

基本構造	−Xの構造	リン脂質
	−H	ホスファチジン酸
	$-CH_2CH_2\overset{+}{N}(CH_3)_3$	ホスファチジルコリン（レシチン）
	$-CH_2CH_2\overset{+}{N}H_3$	ホスファチジルエタノールアミン（セファリン）
	$-CH_2CH(\overset{+}{N}H_3)COO^-$	ホスファチジルセリン
	（イノシトール環構造）	ホスファチジルイノシトール
	$-CH_2CH(OH)CH_2OH$	ホスファチジルグリセロール
	$-CH_2CH(OH)CH_2-O-\overset{O}{\underset{O^-}{P}}-O-CH_2$ （ジグリセリド構造）	ジホスファチジルグリセロール（カルジオリピン）

基本構造：

$$R_2-C-O-CH \quad CH_2-O-C-R_1 \quad CH_2-O-P-O-X$$

ての働きをもつ.

● ホスファチジルグリセロール：生物界に広く存在し，微生物ではリン脂質の主成分となっているものもある.

● ジホスファチジルグリセロール（カルジオリピン）：動物，植物，細菌界に広く分布する. 動物組織においてはミトコンドリアに限局しており，高度不飽和脂肪酸含量が高い.

● プラズマローゲン：グリセリン骨格の1位にビニルエーテル結合を介した長鎖アルケニル基をもち，塩基部にエタノールアミンが結合したエタノールアミンプラズマローゲンが天然では主要である. 心筋，脳，骨格筋，好中球やマクロファージなどに多く含まれる.

● 血小板活性化因子（PAF）：グリセリン骨格の1位にエーテル結合をもったリン脂質で，好塩基球，好酸球，マクロファージ，マスト細胞，血管内皮細胞が刺激を受けて産生される. 炎症やアナフィラキシーなどに関与し，血小板活性化，血管透過性亢進，白血球遊走などの生理活性をもつ.

エタノールアミンプラズマローゲン
(ethanolamine plasmalogen)

血小板活性化因子
(platelet activating factor：PAF)

$n=15$または17

2）スフィンゴリン脂質

長鎖アミノアルコールであるスフィンゴシンに脂肪酸がアミド結合したセラミド（N-アシルスフィンゴシン）を基本とした構造である.

- スフィンゴミエリン：セラミドの第一級アルコール（1位のヒドロキシ基）にリン酸とコリンがジエステル結合したものである. 動物の脳や神経組織に多く含まれ, 植物や微生物には少ない.

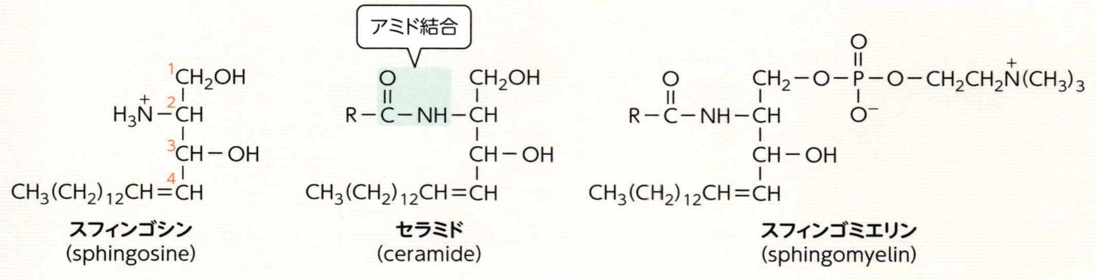

スフィンゴシン
(sphingosine)

セラミド
(ceramide)

スフィンゴミエリン
(sphingomyelin)

B. 糖脂質

アルコールと脂肪酸のエステル（グリセリドまたはセラミド）に糖が結合した脂質で, グリセロ糖脂質とスフィンゴ糖脂質に分類される.

1）グリセロ糖脂質

グリセリドに単糖やオリゴ糖がグリコシド結合したもので, 植物や細菌類に多く含まれる.

- ガラクトシルジグリセリド：高等植物の葉や種子に多く, 海藻にも含まれる.
- ジガラクトシルジグリセリド：葉緑体やジャガイモ塊茎, 米ぬかなどに含まれる.

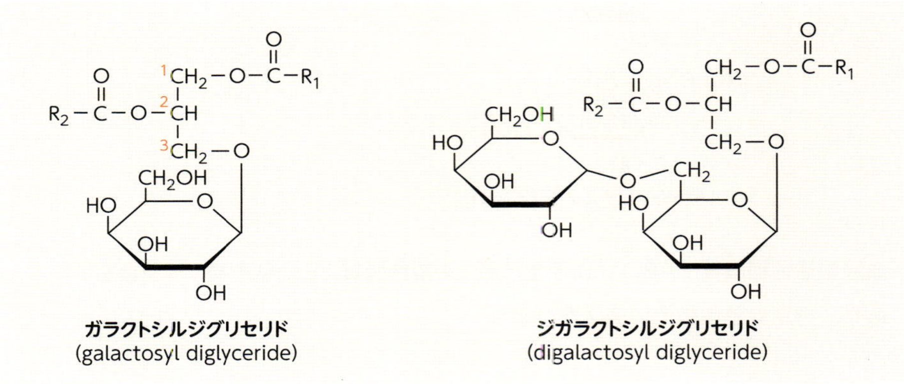

ガラクトシルジグリセリド
(galactosyl diglyceride)

ジガラクトシルジグリセリド
(digalactosyl diglyceride)

2）スフィンゴ糖脂質

セラミドの1位のヒドロキシ基に1個ないしは数個の糖が結合したもので, 動物に含まれる糖脂質はスフィンゴ糖脂質がほとんどである.

有機化学 187

- セレブロシド：セラミドの1位のヒドロキシ基に単糖がアセタール結合したもの．一番単純なスフィンゴ糖脂質である．ガラクトースが結合したガラクトセレブロシドは，動物の脳や神経細胞に多く含まれている．
- スルファチド：ガラクトセレブロシドのガラクトースの3位の炭素に硫酸基がエステル結合したもので，神経細胞のアクソン（軸索）を覆うミエリン（髄鞘）に多く存在する．

ガラクトセレブロシド
(galactocerebroside)

スルファチド
(sulfatide)

- ガングリオシド：セラミドの1位のヒドロキシ基にオリゴ糖が結合したものである．糖残基の少なくとも1つはシアル酸である．シアル酸を1個含むものは，G_{M1}，G_{M2}，G_{M3}のようにM（mono）がつく．また，シアル酸を2個含むのはG_D（D＝di），3個含むのはG_T（T＝tri）となる．ガングリオシドは数百種類知られている．細胞表面の膜の主成分で，また脳脂質の6％を占める．

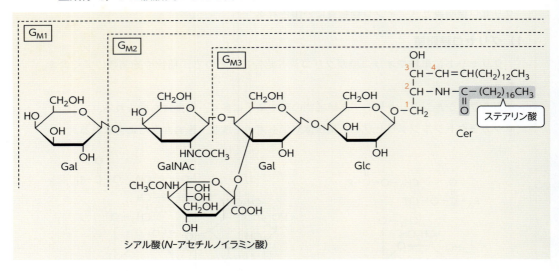

シアル酸（N-アセチルノイラミン酸）

- 血液型活性糖脂質：ABO式血液型抗原（A型糖脂質，B型糖脂質，H型糖脂質）などがあり，特定の糖鎖構造に抗原性がある．

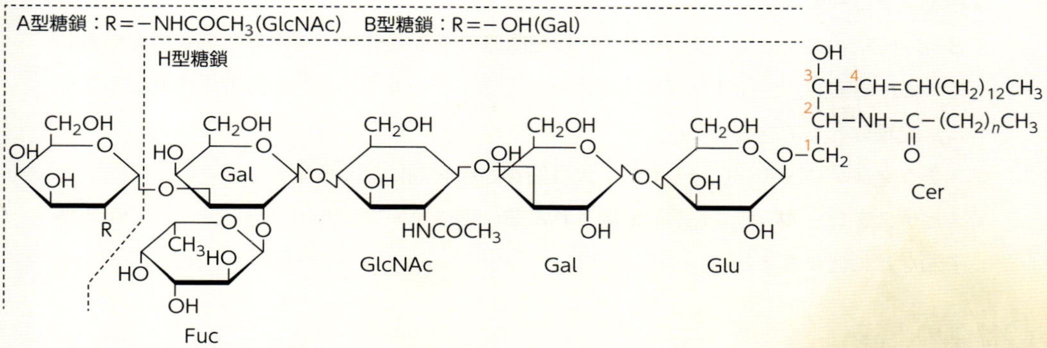

A型糖鎖：R＝－NHCOCH₃(GlcNAc)　B型糖鎖：R＝－OH(Gal)

H型糖鎖

$CH_3(CH_2)_{12}CH=CH-CH$

$CH_3(CH_2)_nC-NH-CH$

Cer

Gal　GlcNAc　Gal　Glu

Fuc

3　誘導脂質

A. 脂肪酸

　疎水性の炭化水素鎖とカルボン酸からなる化合物である．生体内で大部分の脂肪酸は，グリセリンとのエステルであるトリグリセリドとして存在している．また，エステルを形成していない脂肪酸を**遊離脂肪酸**という．遊離脂肪酸は，血液中ではアルブミンなどと結合して存在している（脂肪酸については**第7章4**参照）．

B. ステロイド

1）ステロール

　ステロイド環の3位の炭素にヒドロキシ基をもち，17位に炭素数8〜10のアルキル基側鎖（脂肪族側鎖）をもつC27〜C29のステロイドアルコールの総称をいう．

①動物ステロール

● コレステロール（$C_{27}H_{46}O$）：動物界に広く分布し，脳神経組織や副腎に多く含まれる．ステロイドホルモンや胆汁酸の生合成前駆体となる．

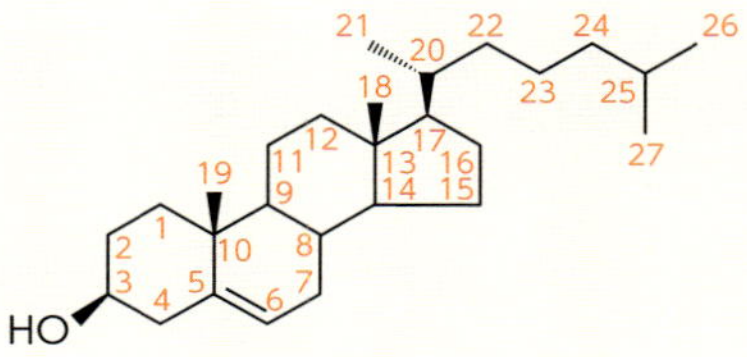

コレステロール
(cholesterol)

第12章　脂質の化学

有機化学　●　189

②植物ステロール

- β-シトステロール（$C_{29}H_{50}O$）：植物細胞膜の構成成分で，植物界に最も広く分布している．綿実油，大豆油などに含まれる主なステロールである．遊離型，脂肪酸エステル，配糖体として存在する．
- スチグマステロール（$C_{29}H_{48}O$）：大豆油など植物油に広く含まれる．
- スピナステロール（$C_{29}H_{48}O$）：ほうれん草の葉やアルファルファ種子油，ツバキ科種子油などに含まれる．

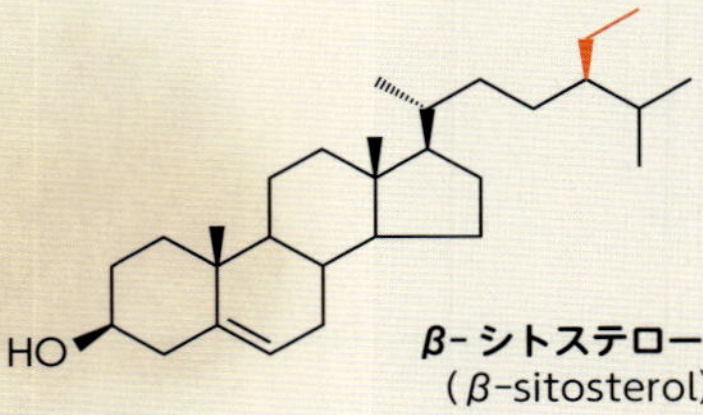

β-シトステロール
（β-sitosterol）

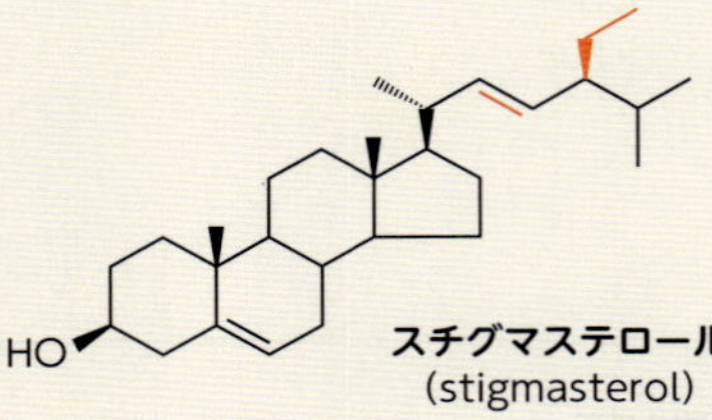

スチグマステロール
（stigmasterol）

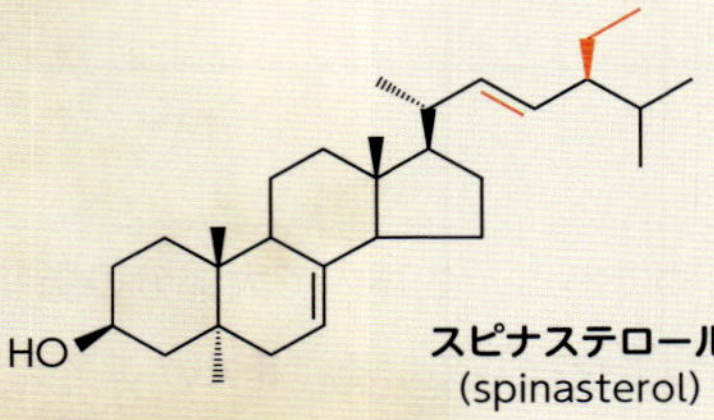

スピナステロール
（spinasterol）

③菌類ステロール

- エルゴステロール（$C_{28}H_{44}O$）：菌類が産生する代表的なステロールである．ビタミンDの前駆体であるプロビタミンDの一種で，紫外線照射によりエルゴカルシフェロール（ビタミンD_2）を生じる．シイタケ，酵母などに含まれる．

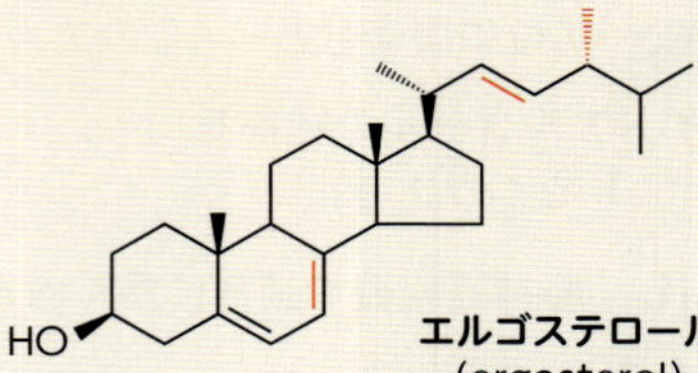

エルゴステロール
（ergosterol）

④海洋生物由来ステロール

- フコステロール（$C_{29}H_{48}O$）：コンブやモズクなど褐藻類に含まれる．

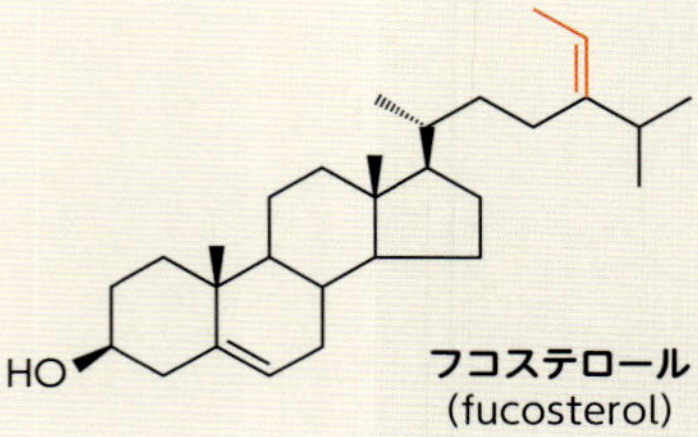

フコステロール
（fucosterol）

190　●栄養科学イラストレイテッド

2) ステロイドホルモン

　ステロイド骨格をもつホルモンには，炭素数が18〜21個までのものがある．副腎皮質ホルモン，男性ホルモン，女性ホルモン（卵胞ホルモン，黄体ホルモン）があり，コレステロールから生合成される．

副腎皮質ホルモン

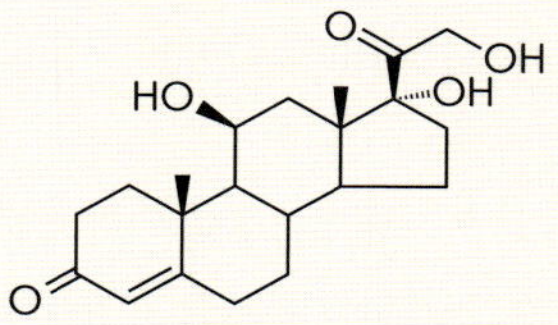

コルチゾール
(cortisol)

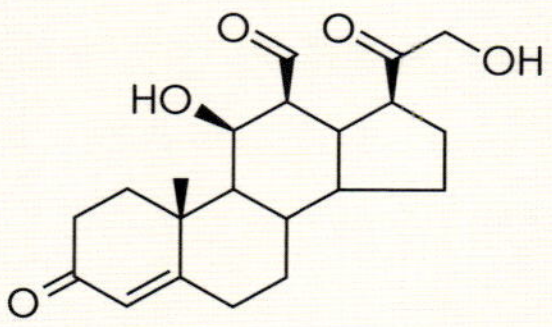

アルドステロン
(aldosterone)

性ホルモン

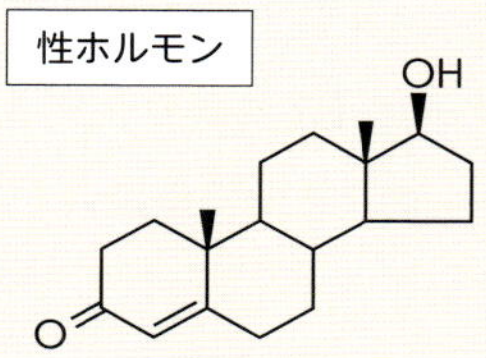

テストステロン
(testosterone)

男性ホルモン

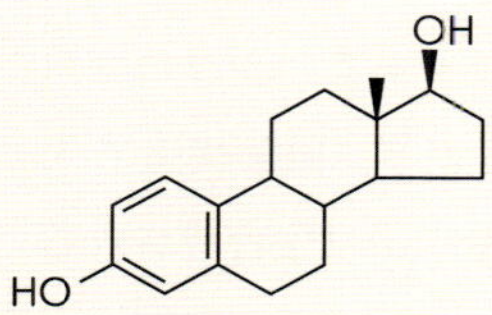

エストラジオール
(estradiol)

女性ホルモン

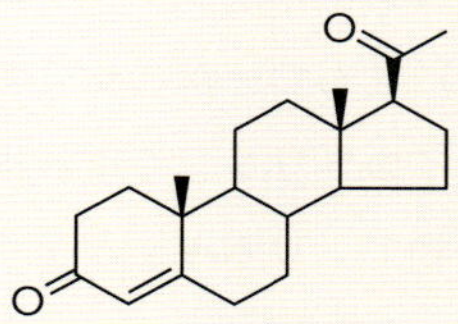

プロゲステロン
(progesterone)

女性ホルモン

3) 胆汁酸

　動物の胆汁に含まれる炭素数24のステロイドである．コレステロールから生合成される主な胆汁酸は，コール酸とケノデオキシコール酸（一次胆汁酸）である．胆汁中ではタウリンあるいはグリシンがアミド結合した抱合体として存在する．その後，腸内細菌による代謝を受けデオキシコール酸やリトコール酸（二次胆汁酸）となる．

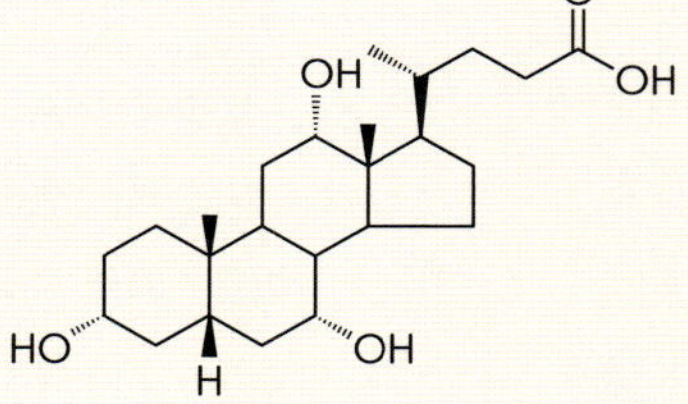

コール酸
(cholic acid)

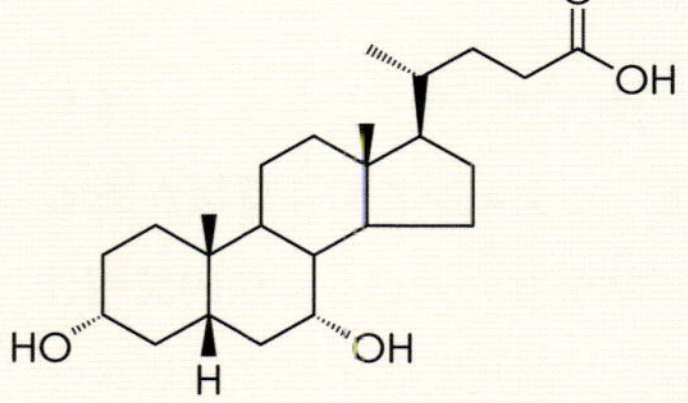

ケノデオキシコール酸
(chenodeoxycholic acid)

有機化学　●　191

C. イコサノイド（エイコサノイド）

　炭素数20の高度不飽和脂肪酸であるアラキドン酸（20：4，n-6），ビスホモ-γ-リノレン酸（20：3，n-6），イコサペンタエン酸（20：5，n-3）から産生される種々の生理活性物質の総称をいう．3種類の脂肪酸からは，側鎖の二重結合の数が異なる3つのグループのイコサノイドが合成される．生合成の初段階に酸素添加酵素（オキシゲナーゼ）による反応があるため，分子内にはオキソ基（＝○），エポキシ基（環状－○－），ヒドロキシ基（－OH）などの酸素を含む置換基がいくつか含まれ，代表的なものにプロスタグランジン，トロンボキサン，ロイコトリエンがある．

- プロスタグランジン：炭素原子5個からなるシクロペンタン環と15位の炭素にヒドロキシ基をもつ一群の化合物の総称である．シクロペンタン環部分に結合する酸素原子と二重結合の違い（数と位置）に応じて，A～Jに区別される．シクロオキシゲナーゼ経路によって合成され，ほとんどすべての哺乳類の組織に存在し，生理作用をもつ．
- トロンボキサン：シクロペンタン環に1個の酸素原子が挟み込まれたオキサン環（六員環）をもつ一群の化合物の総称である．シクロオキシゲナーゼ経路により合成される．
- ロイコトリエン：環状構造をもたず，直鎖構造で3または4個の共役二重結合をもつ化合物で，リポキシゲナーゼ経路により生合成される．

アラキドン酸
(arachidonic acid)

プロスタグランジン E$_2$
(prostaglandin E$_2$：PGE$_2$)

トロンボキサン A$_2$
(thromboxane A$_2$：TXA$_2$)

ロイコトリエン A$_4$
(leukotriene A$_4$：LTA$_4$)

D. 脂溶性ビタミン

　水に溶けにくく，油に溶けやすいビタミンを脂溶性ビタミンといい，**ビタミンA**，**ビタミンD**，**ビタミンE**，**ビタミンK**の4種類がある．ビタミンAとビタミンDは，他の脂溶性ホルモンと同様に細胞膜を通過し，核内受容体と結合して作用し，遺伝子の転写調節を行う．ビタミンEは，抗酸化物質として，ビタミンKはタンパク質合成後のグルタミン酸残基をカルボキシ化する反応の補酵素として働く．

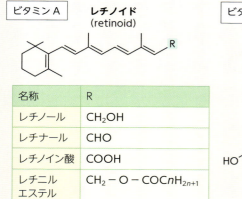
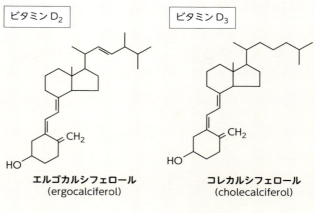

名称	R
レチノール	CH₂OH
レチナール	CHO
レチノイン酸	COOH
レチニルエステル	CH₂－O－COCnH$_{2n+1}$

名称	R₁	R₂
α-トコフェロール	CH₃	CH₃
β-トコフェロール	CH₃	H
γ-トコフェロール	H	CH₃
δ-トコフェロール	H	H

第12章 脂質の化学

有機化学 ● 193

E. 脂溶性色素

油脂中に含まれる色素には，**クロロフィル**，**カロテノイド系色素**，**フラボノイド系色素**，**キノン系色素**などがあり，その多くは植物に含まれている．動物に含まれているものは，植物性食品に由来することが多い．

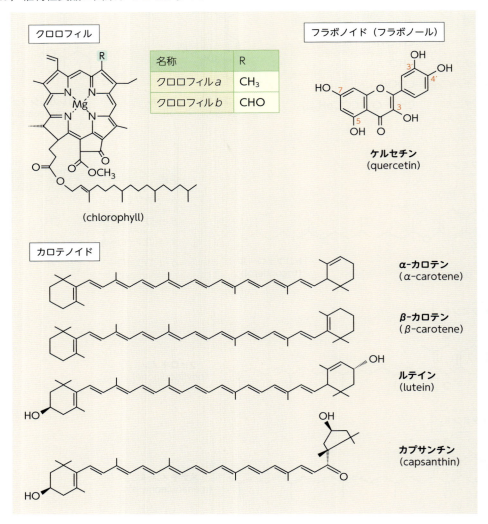

4 脂質の分解（消化）

　体内では，脂肪（トリグリセリド）はリパーゼによりエステル結合が加水分解され，グリセリンと脂肪酸が生成する．また，リン脂質はホスホリパーゼにより加水分解される．生じた遊離脂肪酸は体内で再利用またはエネルギー源として利用される．コレステロールは，体内で分解することができない．体内でコレステロールは，細胞膜の構成成分やステロイドホルモンの原料，胆汁酸の生成に利用される．

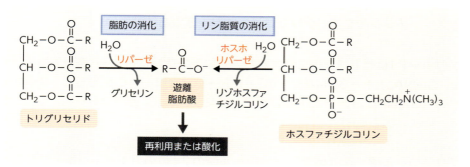

参考図書
1)「食品学Ⅰ（栄養科学イラストレイテッド）」（水品善之，他／編），羊土社，2015
2)「ヴォート 生化学（上）第4版」（Voet D, Voet JG／著，田宮信雄，他／訳），東京化学同人，2012
3)「生体分子の化学」（相本三郎，赤路健一／著），化学同人，2002
4)「分子生物学講義中継Part0 下巻」（井出利憲／著），p286，羊土社，2005

第12章 練習問題

Q1 オレイン酸を2分子含むジグリセリドの構造式を書きなさい.

Q2 ホスファチジン酸の構造式を書き,不斉炭素原子を示しなさい.

Q3 ホスファチジン酸を含むグリセロリン脂質を3つあげなさい.

Q4 グロボシドⅠはヒト赤血球に含まれる糖脂質量の70％を占める成分である.化学構造は,GalNAcβ1→3Galα1→4Galβ1→4Glcβ1→1Cerである.構造式を書きなさい(GalNAc:*N*-アセチルガラクトサミン,Gal:ガラクトース,Glc:グルコース,Cer:セラミド).

Q5 グリココール酸(胆汁酸塩)は,コール酸の24位のカルボキシ基とグリシンのアミノ基が酸アミド結合したものである.構造式を書きなさい.

解答&解説

A1

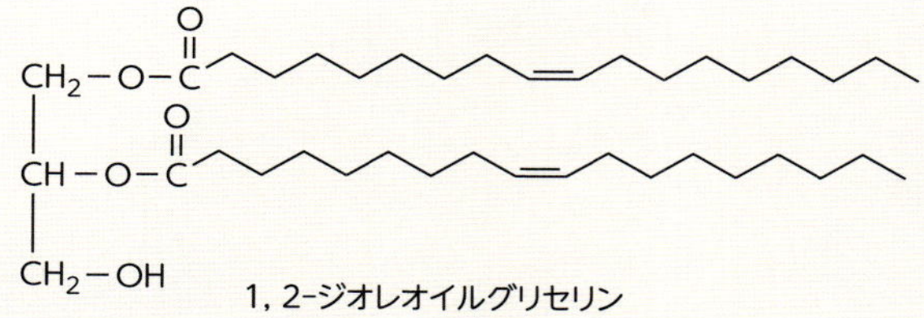

1, 2-ジオレオイルグリセリン

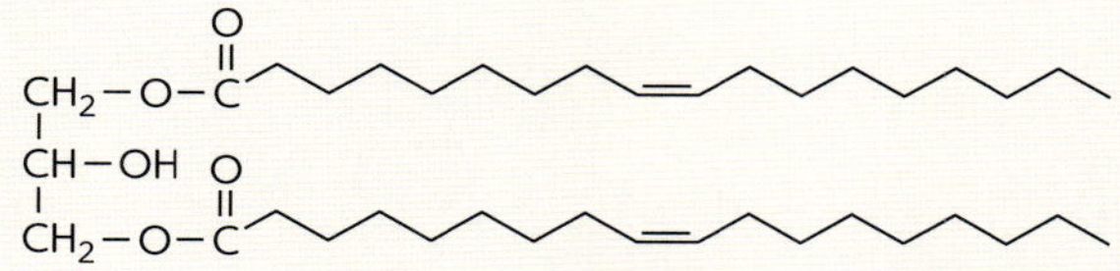

1, 3-ジオレオイルグリセリン

A2

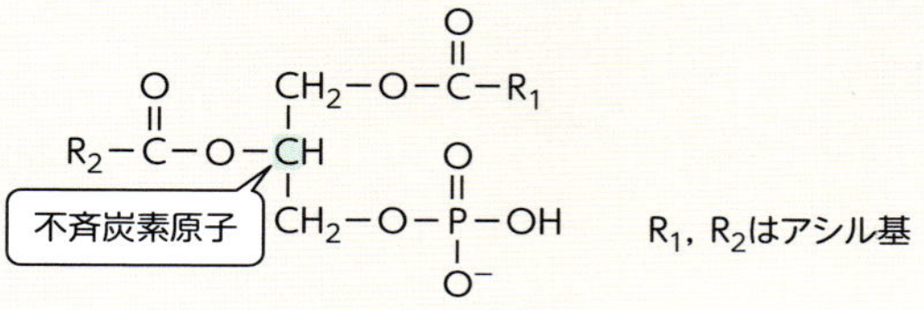

不斉炭素原子

R_1, R_2はアシル基

ホスファチジン酸

A3 ホスファチジルコリン，ホスファチジルエタノールアミン，ホスファチジルセリンなど（**表2**参照）．

A4

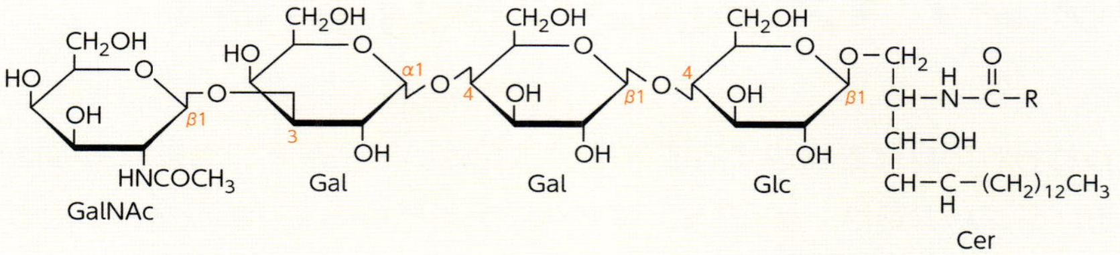

HNCOCH$_3$
GalNAc Gal Gal Glc Cer

A5

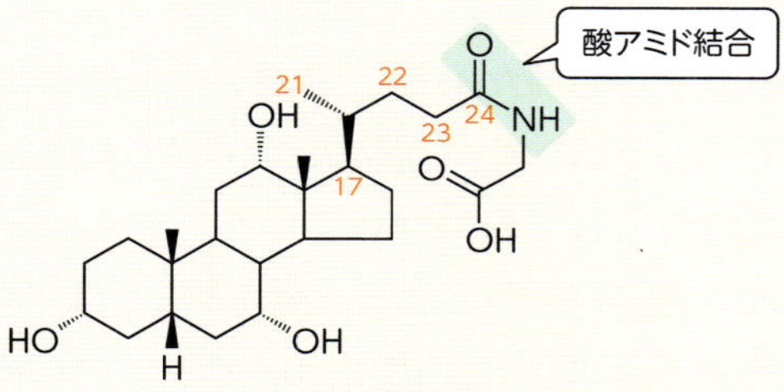

酸アミド結合

グリココール酸

第**12**章 脂質の化学

有機化学 ● 197

第Ⅳ部　栄養素の有機化学から生化学へのいざない

第13章 アミノ酸の化学

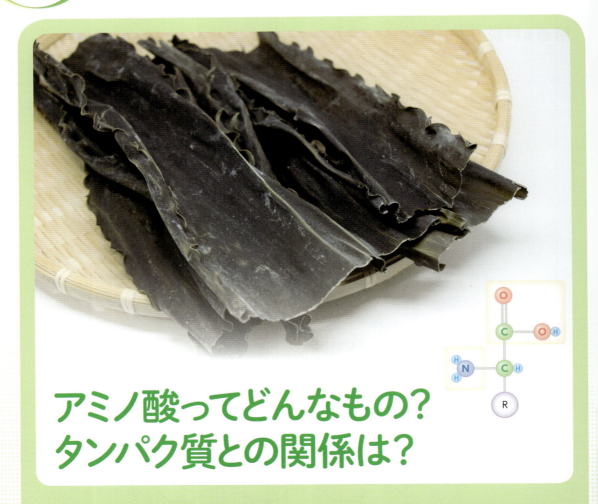

アミノ酸ってどんなもの？
タンパク質との関係は？

われわれの身体を構成する成分は，水を除いて一番多く含まれるのはタンパク質である．タンパク質は，α-アミノ酸がペプチド結合により多数重合したものである．自然界には300種類以上の異なるアミノ酸がみつかっているが，タンパク質を構成するアミノ酸はそのうちわずか20種類である．この20種類のアミノ酸のうち，ヒトでは9種類のアミノ酸は食べ物から摂取する必要があり，必須アミノ酸とよばれる．アミノ酸はタンパク質構成成分としてだけではなく，昆布のダシに含まれるL-グルタミン酸ナトリウムがアミノ酸系うま味成分としてみつかっている．また，アミノ酸は生体内でさまざまな働きをする生理活性物質の原料となる．第13章では，われわれの身体や食べ物の中に含まれ，重要な役割をもつアミノ酸について基本的な構造や性質について学ぼう．

1 アミノ酸の構造と性質

A. アミノ酸の基本構造

1) α-アミノ酸

アミノ酸は分子内に塩基性のアミノ基（−NH₂）と酸性のカルボキシ基（−COOH）の両方をもつ.

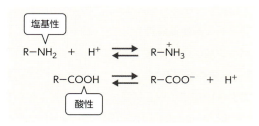

タンパク質を構成する**α-アミノ酸**は，カルボキシ基の隣の炭素（α位の炭素）にアミノ基が結合したアミノ酸である．水素原子，アミノ基，カルボキシ基以外の原子団を側鎖とよび，Rであらわす．

また，カルボキシ基の隣のα炭素から次の炭素へ順にβ，γ，δ，ε炭素とよぶ．β炭素にアミノ基が結合したものを**β-アミノ酸**，γ炭素にアミノ基が結合したものを**γ-アミノ酸**という．

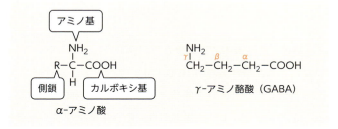

2) α-アミノ酸の立体異性体D型とL型

タンパク質を構成しているα-アミノ酸のうち，側鎖が水素原子であるグリシン以外の19種類のアミノ酸では，α炭素に結合する4つの官能基がすべて異なるため，α炭素原子は不斉炭素（キラル炭素）である．α-アミノ酸をフィッシャーの式で示した場合，カルボキシ基が上に，R基が下になるように書き，α炭素原子に結合するアミノ基が右側にあるものを**D型**，左側にあるものを**L型**で立体構造を区別する．天然のタンパク質を構成するα-アミノ酸のほとんどすべてがL型であるが，例外的にD-アミノ酸も自然界に存在する．D-アミノ酸およびこれを含むタンパク質は，近年ヒトの細胞の老化やアルツハイマー病などの疾病とかかわっていることが明らかにされ，活発に研究が行われている．

COOH

H▶C◀NH₂

R

D-α-アミノ酸

COOH

H₂N▶C◀H

R

L-α-アミノ酸

B. α-アミノ酸の一般的な性質

1) 双性イオン

　遊離のα-アミノ酸は同一分子内に酸性を示すカルボキシ基と，塩基性を示すアミノ基の両方をもつため，酸と塩基の両方の性質をもつ**両性電解質**である．α-アミノ酸は，結晶中や水溶液中では1つの分子内でカルボキシ基は負に荷電（－COO⁻）し，アミノ基は正に荷電（－NH₃⁺）しており，正電荷と負電荷を併せもつ双性イオンとして存在している．双性イオンであるアミノ酸は一種の分子内塩で，塩と共通する性質をもっている．生理的pHではカルボキシ基もアミノ基も完全にイオン型である．

カルボキシレートイオン
（－イオン）

O=C–O⁻

アンモニウムイオン
（＋イオン）

H–⁺N–C–H

H　R

2) 電離平衡とpH

　両性電解質であるα-アミノ酸は，水溶液中では電離した状態で存在しており，水溶液中のpHによって荷電状態が変化する．酸性溶液中（低いpH）ではアミノ基はプロトン化してアンモニウムイオン（－NH₃⁺）として存在する．塩基性溶液中（高いpH）ではカルボキシ基が脱プロトン化してカルボキシレートイオン（－COO⁻）として存在する．中性付近では，アミノ基とカルボキシ基の両方のほとんどがイオン型として存在している．

酸性側　　　　　　　　　中性付近　　　　　　　　塩基性側

H⁺　　　　　　　　　　　H⁺

COOH　　　　　　　COO⁻　　　　　　　COO⁻

H₃⁺N–C–H　　　　　H₃⁺N–C–H　　　　　H₂N–C–H

R　　　　　　　　　R　　　　　　　　　R

H⁺　　　　　　　　　　　H⁺

陽イオン（プロトン化）　　双性イオン　　　　　陰イオン（脱プロトン化）

3) 等電点

　α-アミノ酸が双性イオンで存在する，すなわち解離したカルボキシ基とアミノ基の電

表1 各α-アミノ酸の等電点

中性アミノ酸	等電点 pI	酸性アミノ酸	等電点 pI	塩基性アミノ酸	等電点 pI
グリシン	5.97	アスパラギン酸	2.77	アルギニン	10.76
アラニン	6.00	グルタミン酸	3.22	リシン	9.75
バリン	5.96			ヒスチジン	7.59
ロイシン	5.98				
イソロイシン	6.02				
セリン	5.68				
トレオニン	6.16				
システイン	5.07				
メチオニン	5.74				
アスパラギン	5.41				
グルタミン	5.65				
プロリン	6.30				
フェニルアラニン	5.48				
チロシン	5.66				
トリプトファン	5.89				

荷がつり合い，見かけ上は電荷が0となるpHを**等電点**（pI）という．等電点は，α-アミノ酸によって固有の値をもつ（表1）．α-アミノ酸による等電点の違いは，主にα-アミノ酸側鎖の電気的な性質によるものである．等電点では，α-アミノ酸の溶解度が最小になる．

例えば，アスパラギン酸やグルタミン酸は酸性の側鎖（カルボキシ基）をもっており，中性付近のpHでは側鎖のカルボキシ基を含め，すべての官能基がイオン化した状態になっているため，それぞれアスパラギン酸塩（アスパルテート：aspartate），グルタミン酸塩（グルタメート：glutamate）となる．

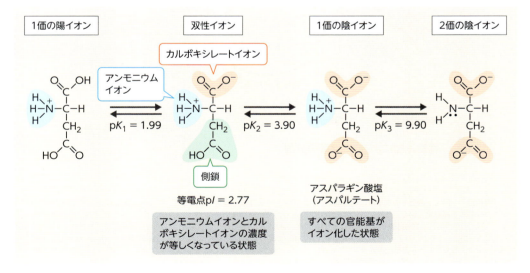

2 アミノ酸の性質を利用した分離・検出法：電気泳動法

A. 等電点の違いを利用した分離

電気泳動（electrophoresis）はアミノ酸の等電点の差を利用して，アミノ酸の混合物を分離することができる（図1）．まず，アミノ酸の混合物溶液を緩衝液[※1]で湿らせたろ紙またはゲルの中央にスポットする．そして，このろ紙またはゲルの両端を緩衝液の入った電解槽に浸し，電解槽にある電極に電圧をかける．すると，緩衝液のpHよりも大きいpIをもつアミノ酸は分子全体で正電荷をもつので，陰極の方向へ向かって移動する．一方，緩衝液のpHよりも小さいpIをもつアミノ酸は，分子全体で負電荷をもつので陽極方向へ移動する．緩衝液のpHとアミノ酸のpIの差が大きいほど，電極側へ移動する．ろ紙を用いた電気泳動の場合，このままではスポットを確認できないので，ニンヒドリン反応[※2]を利用して検出する．

また，タンパク質も構成するアミノ酸組成の違いにより，個々の等電点をもつ．これを利用し，分離することができる．

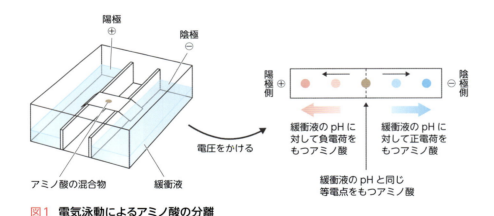

図1 電気泳動によるアミノ酸の分離

※1 緩衝液：一般に弱酸とその塩または弱塩基とその塩の混合溶液は強い緩衝作用をもち，酸または塩基の添加によるpHの変化を和らげる．このような溶液を緩衝液という．われわれの体の中では血液や体液が緩衝作用をもっているため，pHが狭い範囲内に維持されている．
※2 ニンヒドリン反応：アミノ酸を検出する代表的な方法．アミノ酸のもつα-アミノ基は，中性から弱酸性でニンヒドリン溶液を加えて加熱すると，アミノ酸とニンヒドリン2分子が縮合してルーヘマン紫（赤紫〜青紫色）を生成する．この検出限界は100 pmol（ピコモル）程度と感度が高く，アミノ酸やペプチドの検出や定量に用いられる．アミノ酸の濃度が高いほど濃い紫色に発色する．プロリンを除くすべてのアミノ酸のニンヒドリン反応は，側鎖の種類によらず同じ紫色の化合物を与える．

B. 分子量の違いを利用した分離：SDS-PAGE

　SDS-ポリアクリルアミドゲル電気泳動（SDS-PAGE）は，分子量に基づきタンパク質を分離する方法である．泳動をするタンパク質サンプルにドデシル硫酸ナトリウム（SDS）と還元剤（2-メルカプトエタノールまたはDTT）を加え煮沸すると，還元剤によりタンパク質のジスルフィド結合が切断される．また，SDSは陰イオン性の界面活性剤であるため，タンパク質を強力に変性させ，SDSの疎水性の部分がタンパク質の疎水性の領域に結合し，SDS-ポリペプチド複合体を生じる（図2）．水溶性のタンパク質の場合，タンパク質の種類に関係なく，ポリペプチド分子のアミノ酸残基2個あたり平均1分子のSDSが結合することで，タンパク質は完全に変性する．複数のサブユニットでできているタンパク質の場合は個々のポリペプチド分子に解離し，全体がほぼ均一に負電荷を帯びた状態となる．SDS-ポリペプチド複合体をポリアクリルアミドゲル中で電気泳動すると，ゲル（網目状構造のポリマー）の分子ふるい作用により，分子量に従い分離することができる（図3）．ただし，膜タンパク質，糖タンパク質，プロリンの多いタンパク質などでは，SDSの結合量が通常のタンパク質と変わるため，SDS-PAGE上での見かけの分子量が，実際の分子量と多少異なる場合もある．

　ポリアクリルアミドゲルは，濃縮ゲルと分離ゲルに分けられ，まず濃縮ゲル中でタンパク質が濃縮され，分離ゲルでタンパク質が分子量に従って分離される．タンパク質の移動度は，ゲルの硬さにも依存するため，目的のタンパク質の分子量に応じた適当な硬さのゲルを作製する必要がある．アクリルアミドの濃度を高くするほど硬く網目状構造が細かいゲルとなり，分子量の小さいタンパク質を分離するのに適する．

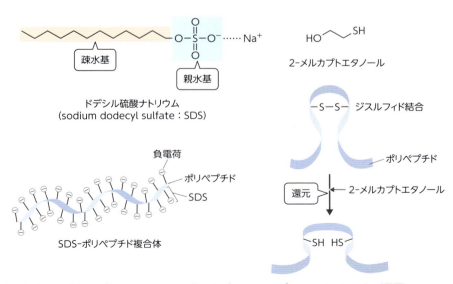

図2　SDS-ポリペプチド複合体の形成および2-メルカプトエタノールによる還元

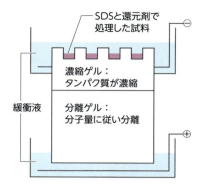

図3 SDS-PAGE

発展 タンパク質

タンパク質はそれぞれ固有の立体構造を示すポリペプチドであり，一〜四次までの構造レベルがある（発展図1）．二〜四次構造をまとめて高次構造とよぶ．

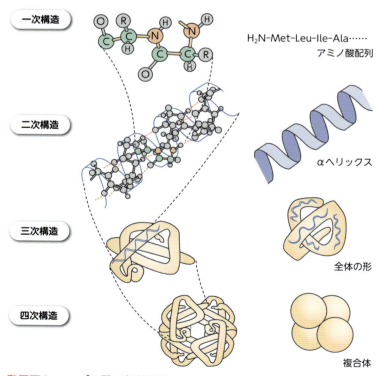

発展図1　タンパク質の高次構造

1）一次構造

タンパク質の一次構造は，構成しているアミノ酸がペプチド結合している順序，すなわちアミノ酸配列（シーケンス）で，タンパク質によってその配列順序は異なる．ペプチドやタンパク質を表記する場合には慣習として，ペプチド結合に関与していないα-アミノ基をもつアミノ酸残基（N末端アミノ酸）が左側に，遊離α-カルボキシ基をもつアミノ酸（C末端アミノ酸）残基が右側になるように書く．タンパク質の一次構造は，DNAに含まれる遺伝情報によって規定されている．

2）二次構造

タンパク質の二次構造は，ポリペプチド鎖の部分的な折りたたみ構造であり，主鎖のアミド基の水素原子とカルボニル基の酸素原子との間の水素結合により形成される．代表的な構造モチーフはαヘリックスとβシートである．

①αヘリックス

αヘリックスは一般に右巻きのらせん構造をとり，1回転あたり3.6残基である．アミノ酸残基の主鎖のカルボニル基の酸素原子と4残基先の主鎖のアミド窒素に結合している水素原子との間で水素結合を形成して安定化する（発展図2）．アラニン（Ala），ロイシン（Leu），メチオニン（Met），グルタミン酸（Glu）はαヘリックスを形成しやすい．

②βシート

βシートは，ポリペプチド鎖がほとんど完全に伸びきった状態で，隣り合って並んだペプチド鎖間に生じる水素結合により連結された板（シート）状の構造である．1本のポリペプチド主鎖のカルボニル基と隣の主鎖のアミド基との間で水素結合が形成され，隣接するポリペプチド鎖が同じ向きである平行βシートと逆向きである逆平行βシートの2種類がある（発展図3）．

3）三次構造

タンパク質の三次構造は，ポリペプチド鎖の折りたたみによって生じるタンパク質全体の立体構造であり，さまざまな分子間相互作用により維持されている．三次構造を維持する分子間相互作用には，水素結合，イオン結合，van der Waals力，疎水性相互作用など非共有結合性のものと，共有結合性のジスルフィド結合がある（発展図4）．

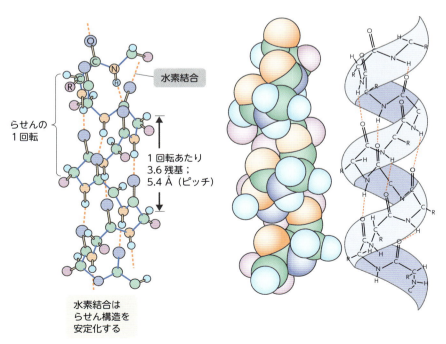

発展図2　αヘリックス

4) 四次構造

多くのタンパク質は，三次構造の状態で単量体（モノマー）として機能するが，いくつかのタンパク質では2本以上のポリペプチド鎖から構成され，多量体（オリゴマー）として機能する場合がある．このような多量体構造が四次構造であり，それを構成している個々のポリペプチド鎖をサブユニットという．1種類のポリペプチド鎖により形成されるホモオリゴマーと，異なる複数のポリペプチド鎖により形成されるヘテロオリゴマーがある．また，2つのサブユニットをもつものは二量体（ダイマー），3つもつものは三量体（トリマー），4つもつものは四量体（テトラマー）とよばれる．例えばヘモグロビンは，2個のα鎖と2個のβ鎖の計4個のサブユニットからできている四量体である．

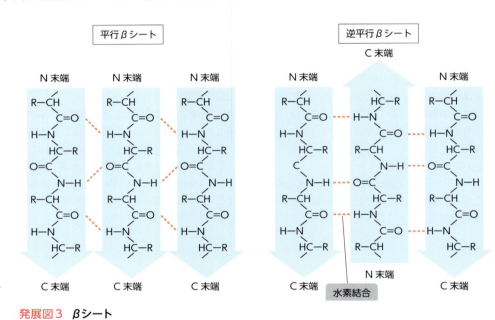

発展図3 βシート

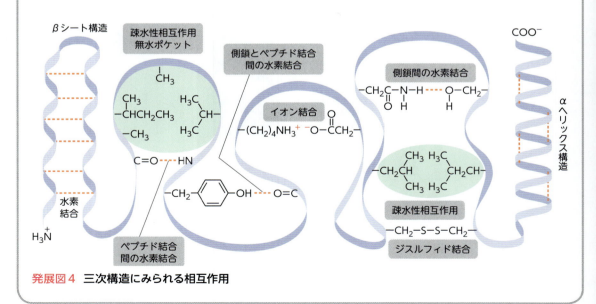

発展図4 三次構造にみられる相互作用

3 いろいろなアミノ酸の分類

生体において代謝中間体や必須アミノ酸から合成することができるアミノ酸を非必須アミノ酸という．また，これらアミノ酸は3文字もしくは1文字略号であらわされることが多い（表2）．これら20種のアミノ酸は，側鎖Rの種類によって，化学的性質が異なる．

A. pHによる分類：中性，酸性，塩基性アミノ酸

アミノ酸は側鎖の性質の違いにより，**中性アミノ酸**（分子中にアミノ基とカルボキシ基を1つずつもつ），**酸性アミノ酸**（1つのアミノ基と2つのカルボキシ基をもつ），**塩基性アミノ酸**（2つのアミノ基と1つのカルボキシ基をもつ）に分類される（表1参照）．

1）中性アミノ酸

中性アミノ酸は，さらに脂肪族アミノ酸（グリシン，アラニン，バリン，ロイシン，イソロイシン），ヒドロキシアミノ酸（セリン，トレオニン，チロシン），含硫アミノ酸（システイン，メチオニン），酸アミド（アスパラギン，グルタミン），イミノ酸（プロリン），芳香族アミノ酸（フェニルアラニン，チロシン，トリプトファン）に細分される．以下のアミノ酸では，特に断りがなければすべてL型で示す．

①脂肪族アミノ酸

脂肪族側鎖をもつアミノ酸が分類される．側鎖が水素のみのグリシンと，アルキル基側鎖をもつアラニン，バリン，ロイシン，イソロイシンがある．この側鎖が長いほど疎水性が増す．

表2 タンパク質を構成する20種類のα-アミノ酸

必須アミノ酸	略号		非必須アミノ酸	略号	
ヒスチジン	His	H	アラニン	Ala	A
イソロイシン	Ile	I	アルギニン	Arg	R
ロイシン	Leu	L	アスパラギン	Asn	N
リシン	Lys	K	アスパラギン酸	Asp	D
メチオニン	Met	M	システイン	Cys	C
フェニルアラニン	Phe	F	グルタミン酸	Glu	E
トレオニン	Thr	T	グルタミン	Gln	Q
トリプトファン	Trp	W	グリシン	Gly	G
バリン	Val	V	プロリン	Pro	P
			セリン	Ser	S
			チロシン	Tyr	Y

有機化学 ● 207

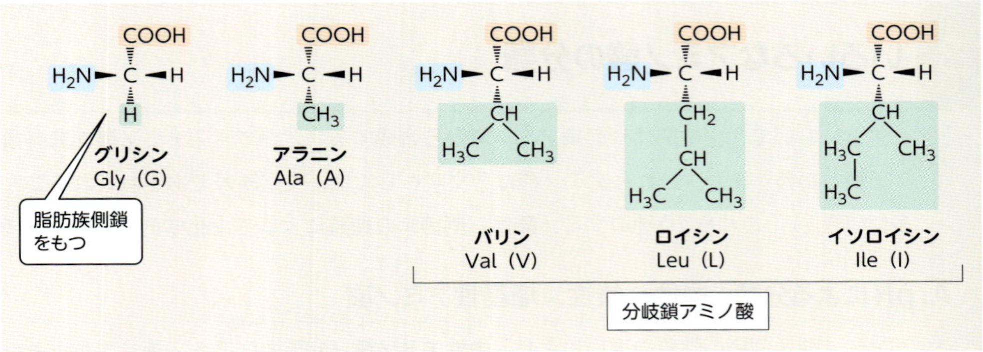
COOH
H_2N C H
H
グリシン
Gly（G）
脂肪族側鎖をもつ
COOH
H_2N C H
CH_3
アラニン
Ala（A）
COOH
H_2N C H
CH
H_3C CH_3
バリン
Val（V）
COOH
H_2N C H
CH_2
CH
H_3C CH_3
ロイシン
Leu（L）
COOH
H_2N C H
CH
H_3C CH_3
H_3C
イソロイシン
Ile（I）
分岐鎖アミノ酸

②ヒドロキシアミノ酸

ヒドロキシ基を含むアミノ酸が分類される．セリン，トレオニン（スレオニン），チロシンがあり，いずれも電荷をもたない極性側鎖をもつ．セリン，トレオニン，チロシンに含まれるヒドロキシ基は，酵素タンパク質中でリン酸化を受けることにより，酵素活性の調節にかかわることがある．また，セリンやトレオニンのヒドロキシ基は糖鎖が付加される部位でもある．なお，チロシンは芳香族アミノ酸（⑥参照）でフェノール性ヒドロキシ基をもっているが，中性アミノ酸に分類される．

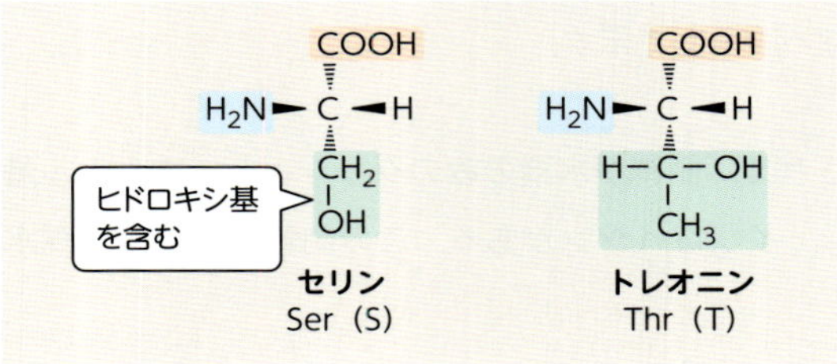
COOH
H_2N C H
CH_2
OH
ヒドロキシ基を含む
セリン
Ser（S）
COOH
H_2N C H
H－C－OH
CH_3
トレオニン
Thr（T）

③含硫アミノ酸

硫黄原子Sを含む側鎖をもつアミノ酸が分類される．システインとメチオニンがある．システインは，アラニンのメチル基の水素原子の1つがチオール基に置換されたものである．メチオニンは，2-メチルチオ基をもつ．

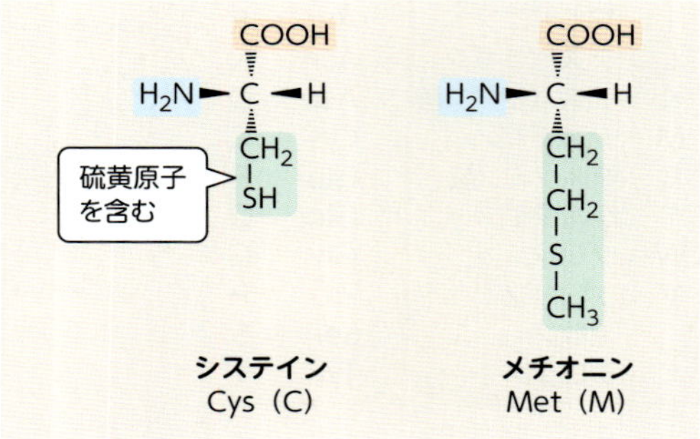
COOH
H_2N C H
CH_2
SH
硫黄原子を含む
システイン
Cys（C）
COOH
H_2N C H
CH_2
CH_2
S
CH_3
メチオニン
Met（M）

④酸アミド

アミド基を含む側鎖をもつアミノ酸が分類される．アスパラギンとグルタミンがある．

アミド基は電荷をもたず極性が高いため，多くの場合にタンパク質の表面で，水分子と相互作用をする．アスパラギンのアミド基の窒素は，タンパク質中の糖鎖の結合部位となっている．グルタミンは，アミノ酸代謝において窒素の受容体，供与体として重要な役割をもつ．

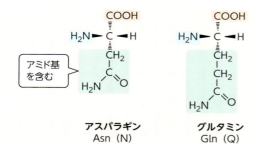

⑤イミノ酸

側鎖がα-アミノ基の窒素と結合して五員環を形成している．そのため，第二級アミンであり，イミノ酸とよばれる．コラーゲンは，プロリンの含量が高く，そのうちの半分はヒドロキシ化されヒドロキシプロリンとして存在している．プロリンとヒドロキシプロリンは，コラーゲン分子の力学的な強度を高めている．

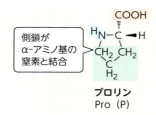

⑥芳香族アミノ酸

芳香族側鎖をもっているアミノ酸が分類される．フェニルアラニン，チロシン，トリプトファンがある．フェニルアラニンは，アラニンのメチル基の水素原子1個がフェニル基に置換されたものである．チロシンは，フェニルアラニンのパラ位（p-）にヒドロキシ基が入ったものである．トリプトファンは，アラニンのメチル基の水素原子1個がインドール環に置換されたものである．

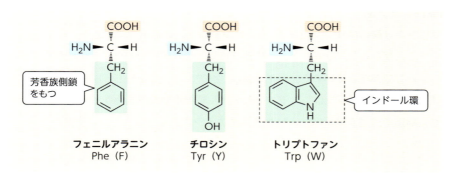

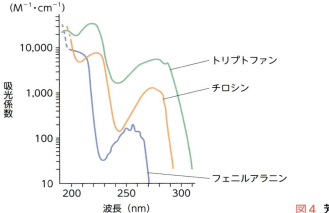

図4 芳香族アミノ酸の紫外線吸収

芳香族アミノ酸のうち，チロシンのフェノール基とトリプトファンのインドール基は中性では280 nmの紫外線を吸収する．フェニルアラニンは280 nmの光は吸収しないが，260 nmの光をわずかに吸収する．280 nmにおける紫外線吸収を利用して，簡便にタンパク質定量を行うことができる（図4）．

2）酸性アミノ酸

酸性アミノ酸にはアスパラギン酸やグルタミン酸がある．生理的なpHでは側鎖のカルボキシ基は解離して負の電荷をもつ．したがって，それぞれマイナスイオンであるアスパラギン酸アニオンとグルタミン酸アニオンとして存在する．

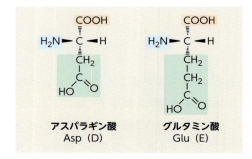

3）塩基性アミノ酸

塩基性アミノ酸にはリシン（リジン），アルギニン，ヒスチジンがある．リシンは，側鎖にもアミノ基をもち，コラーゲン中ではプロリンと同様にヒドロキシ化され，ヒドロキシリシンとして存在している．アルギニンは，グアニジノ基をもち，尿素回路では尿素の前駆体となる．ヒスチジンは，アラニンのメチル基の水素原子1個がイミダゾール環で置換された構造で，脱炭酸反応により生理活性アミンであるヒスタミンに変換される．

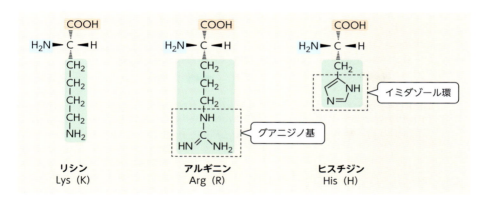

B. 極性による分類

アミノ酸は側鎖の極性により，**極性アミノ酸**と**非極性アミノ酸**に分類することができる（図5）．

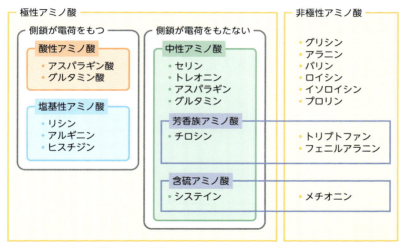

図5 アミノ酸の極性による分類

C. 特殊なアミノ酸

タンパク質を構成する20種類のアミノ酸以外にも，生体内には代謝中間体や生理活性物質として重要な役割を果たすアミノ酸がある．

$$HO-\overset{\overset{\overset{H}{|}}{\underset{4}{C}}}{\underset{5}{C}}-\overset{3}{CH_2}$$

4-ヒドロキシプロリン
(4-hydroxyproline)

コラーゲン中に存在

$$\overset{+}{H_3N}-\overset{6}{CH_2}-\overset{5}{CH}-\overset{4}{CH_2}-\overset{3}{CH_2}-\overset{2}{CH}-\overset{1}{COO^-}$$

5-ヒドロキシリシン
(5-hydroxylysine)

コラーゲン中に存在

$$CH_3-NH-CH_2-CH_2-CH_2-CH_2-\underset{\overset{|}{+NH_3}}{CH}-COO^-$$

6-N-メチルリシン
(6-N-methyllysine)

ミオシンの構成成分

$$^-OOC-\underset{\delta}{CH}-\overset{\beta}{CH_2}-\overset{\alpha}{CH}-COO^-$$

γ-カルボキシグルタミン酸
(γ-carboxyglutamic acid)

プロトロンビンやオステオカルシンに含まれる

$$H_2N-\underset{\overset{\|}{O}}{C}-NH-CH_2-CH_2-CH_2-\underset{\overset{|}{+NH_3}}{CH}-COO^-$$

シトルリン
(citrulline)

尿素回路の代謝中間体

$$\overset{+}{H_3N}-CH_2-CH_2-CH_2-\underset{\overset{|}{+NH_3}}{CH}-COO^-$$

オルニチン
(ornithine)

尿素回路の代謝中間体

$$H_2N-\underset{\overset{\|}{NH}}{\overset{\overset{CH_3}{|}}{C}}-N-CH_2-COO^-$$

クレアチン
(creatine)

クレアチンリン酸の構成成分

$$H_2N-CH_2-CH_2-SO_3H$$

タウリン
(taurine)

イカ, タコに含まれる

$$CH_2=CH-CH_2-\underset{\overset{\|}{O}}{S}-CH_2-\underset{\overset{|}{+NH_3}}{CH}-COO^-$$

アリイン
(alliin)

ニンニクの香気成分

4 生体内で行われるアミノ酸の重要な反応

A. 脱アミノ反応

　生体内でα-アミノ酸がエネルギー源などに利用されるためには，まず，α-アミノ基の脱離が行われ，アミノ酸はα-ケト酸となる必要がある．α-アミノ基を脱離させる反応には，**アミノ基転移反応**や**酸化的脱アミノ反応**がある．

1）アミノ基転移反応

　多くのアミノ酸では，α-アミノ基はアミノ基転移反応により，α-ケトグルタル酸に転移し，アミノ酸はα-ケト酸となり，α-ケトグルタル酸はグルタミン酸となる．この反応は可逆的に行われる．アミノ基転移反応を触媒する酵素はアミノトランスフェラーゼ（アミノ基転移酵素）で，補酵素としてビタミンB_6誘導体のピリドキサールリン酸を必要

とする．代表的な酵素としては，アスパラギン酸アミノトランスフェラーゼ（AST）とアラニンアミノトランスフェラーゼ（ALT）がある．

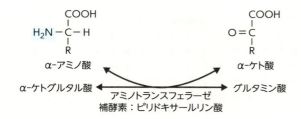

2) 酸化的脱アミノ反応

アミノ基転移反応によって生じたグルタミン酸は，グルタミン酸デヒドロゲナーゼ（脱水素酵素）により酸化的に脱アミノ化されて，α-ケトグルタル酸とアンモニアになる．この反応も可逆的に行われる．補酵素はNAD^+あるいは$NADP^+$のどちらでもよい．ここで生じたアンモニアは尿素回路を介して無毒な尿素に変えられ，排泄される．

Column

食品中のうま味成分：L-グルタミン酸と池田菊苗

うま味（UMAMI）は池田菊苗（1864-1936）によって発見された味覚で五基本味（甘味，塩味，酸味，苦味，うま味）の1つとして認められている．池田は約38 kgの昆布からとったダシ汁から30 gのうま味成分の結晶を単離し，それがグルタミン酸ナトリウム（monosodium glutamate：MSG）であることを1907年に発表した．

現在，うま味成分にはアミノ酸系，核酸系などがみつかっている．アミノ酸系のうま味成分としては，昆布に含まれるL-グルタミン酸ナトリウム，玉露や抹茶に含まれるうま味成分としてL-テアニン（グルタミン酸のエチルアミド体）などがある．また，核酸系では，かつおぶしのうま味成分であるイノシン酸（ナトリウム），シイタケのうま味成分はグアニル酸（ナトリウム）である．また，池田はロンドンに留学中，夏目漱石と交流があったことが知られている．

第13章 アミノ酸の化学

B. 脱炭酸反応

α-アミノ酸は脱炭酸反応によりアミンが生成する．α-アミノ酸から生じるアミンは，生理活性をもつものが多い．

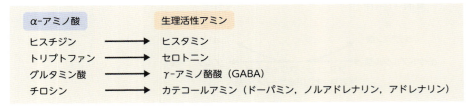

α-アミノ酸の脱炭酸反応は，アミノ酸デカルボキシラーゼ（脱炭酸酵素）が触媒し，補酵素としてピリドキサールリン酸が必要である．

5　アミノ酸同士の結合

ペプチドやタンパク質中で，α-アミノ酸同士をつないでいる共有結合は，**ジスルフィド結合**（－S－S－）と**ペプチド結合**（－CO－NH－）の2種類のみである．

A. ジスルフィド結合（側鎖の化学的な修飾）

ジスルフィド結合は，2個のシステインのそれぞれのチオール基（－SH）の間で形成される共有結合である．システイン同士が脱水素化，すなわち酸化されてジスルフィド結合を形成し，シスチンとなる．シスチンのジスルフィド結合が還元されると，2個のシステインとなる．ジスルフィド結合の形成は，タンパク質の立体構造の安定化に寄与する．

B. ペプチド結合

2つのα-アミノ酸において，1つのアミノ酸のカルボキシ基ともう1つのアミノ酸のα-アミノ基との間で脱水縮合し，ペプチド結合が形成される．

結合するα-アミノ酸の数により，アミノ酸が2個結合したものをジペプチド，3個結合したものをトリペプチド，アミノ酸が2〜10個程度のものをオリゴペプチドとよぶ．また，アミノ酸が10個以上結合したものをポリペプチドという．複数のポリペプチド鎖同士が一定の立体構造（高次構造）をもつタンパク質についてはp204 発展 参照．なお，タンパク質とポリペプチドの違いは明確ではない．ペプチドにおいて，アミノ基が遊離している末端をアミノ末端（N末端），カルボキシ基が遊離している末端をカルボキシ末端（C末端）という．

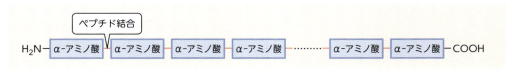

ペプチドを表記する場合，通常N末端を左側に，C末端を右側に書く．

参考図書

1)「蛋白質・酵素の基礎実験法 改訂第2版」（堀尾武一/編），南江堂，1994
2)「分子生物学講義中継Part0 上巻」（井出利憲/著），p88，羊土社，2005
3)「マクマリー生物有機化学 生化学編 原書8版」(菅原二三男，倉持幸司/監訳，上田 実，他/訳)，丸善出版，p22，2018

練習問題

第13章

Q1 2-アミノ酢酸，2-アミノ-3-メチルブタン酸，2-アミノ-3-フェニルプロパン酸それぞれの慣用名を書きなさい．

Q2 グリシンに光学異性体が存在しない理由を述べなさい．

Q3 グリシンを酸性，中性，塩基性溶液に溶かしたときにどのように変化するか．イオン式を書きなさい．

Q4 フェニルアラニン，アスパラギン酸，リシンを含むアミノ酸溶液をpH 5.9の緩衝液で湿らせたろ紙の上に添加し，図1のような装置を用いて電気泳動を行った場合に3種類のアミノ酸はろ紙上でどのように移動するかを説明しなさい．

Q5 アミノ酸を3文字略号であらわした次のジペプチドの構造を書きなさい．

① Phe-Asp　　　　② Asp-Phe

Q6 エンケファリンは神経伝達物質の1つで，N末端から順にチロシン，グリシン，グリシン，フェニルアラニン，メチオニンがペプチド結合している．エンケファリンの構造式を書きなさい．

216 ● 栄養科学イラストレイテッド

解答&解説

A1 2-アミノ酢酸：グリシン
2-アミノ-3-メチルブタン酸：バリン
2-アミノ-3-フェニルプロパン酸：フェニルアラニン

A2 グリシンの側鎖（R）はHであり，不斉炭素をもたないため，光学異性体が存在しない．

A3

酸性　　　中性　　　塩基性

$$\begin{array}{ccc} COOH & COO^- & COO^- \\ H_3\overset{+}{N}-C-H & H_3\overset{+}{N}-C-H & H_2N-C-H \\ H & H & H \end{array}$$

A4 フェニルアラニンの等電点は5.48，アスパラギン酸は2.77，リシンは9.75である．pH 5.9の緩衝液を用いて電気泳動を行うと，フェニルアラニンはろ紙の中央あたり，アスパラギン酸は陽極側へ，リシンは陰極側に移動する．

A5 ①　　　　　　　　　　　　②

A6

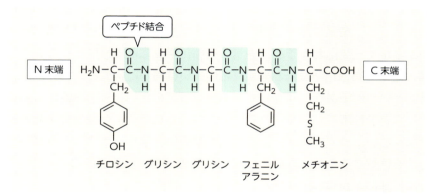

チロシン　グリシン　グリシン　フェニル　メチオニン
　　　　　　　　　　　　　　アラニン

第Ⅳ部　栄養素の有機化学から生化学へのいざない

第14章 酵素反応の有機化学

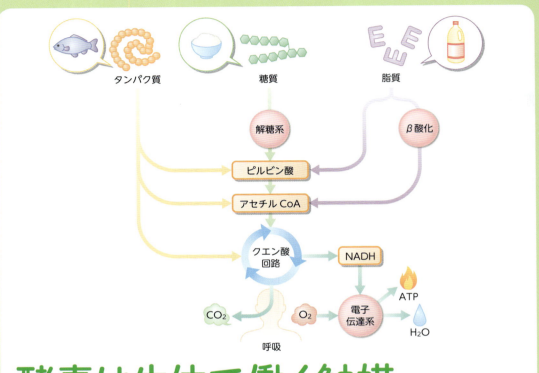

酵素は生体で働く触媒

栄養素を含む食品成分の大多数は，各食材において酵素反応で生成されたものである．また，微生物を活用した発酵食品の製造過程や人が摂取した食品成分が体内で代謝される過程では，酵素が重要な働きをしている．物質としての酵素はタンパク質で，その働きは反応を促進する触媒である．一般的に，酵素反応は通常の有機化学反応と区別されるが，酵素は酸や塩基と同じように反応の触媒として作用することや反応前後のエネルギー変化をみると，通常の有機化学反応と同様にとらえることができる．では，通常の有機化学反応と酵素反応の違いは何かというと，酵素反応は基質特異的であるという点である．すなわち，酵素は特定の化合物にのみ働き，おのおのの反応により固有の酵素名が与えられている．これらの酵素の名前を覚えるのが苦手な学生が少なくないようであるが，酵素がどの基質に作用し，どのような構造変化に関与するのかを理解することは重要である．第14章では，食品成分の酵素的変化，生体内における代謝にかかわる主な酵素とその反応の特徴について学ぼう．

1 加水分解酵素

エステル結合やエーテル結合は，酸や塩基の存在下で加水分解される．食品成分や生体成分のような高分子化合物を分子量の小さい低分子化合物に分解する際に働く酵素が加水分解酵素である．以下に代表的な加水分解酵素を例示して説明する．

A. 糖の加水分解酵素：グリコシダーゼ

糖類を加水分解する酵素を**グリコシダーゼ**（glycosidase）と総称する．具体的には糖と糖を連結しているグリコシド結合（糖鎖結合）を加水分解する．一般に酵素の名称は，酵素が作用する基質の名称の語尾に酵素を意味する –ase をつける．配糖体の英語名称はglycoside であるから配糖体を加水分解する酵素の名称は glycosidase となる．グリコシダーゼの種類を図1に示した．

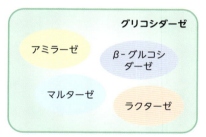

図1 さまざまな糖類の加水分解酵素（グリコシダーゼ）

デンプンは，多糖のアミロースとアミロペクチンから構成されている（第11章を参照）．**アミラーゼ**（amylase）は，デンプンの消化酵素でα-1,4 グルコシド結合を加水分解する．

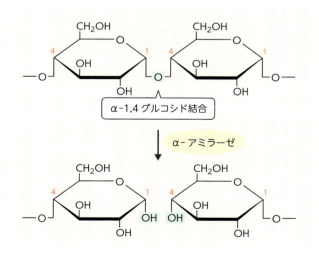

有機化学　219

グリコシダーゼのうちグルコースの重合体（ポリマー）やグルコース配糖体を基質とする酵素を**グルコシダーゼ**（glucosidase），ガラクトースを基質とする酵素を**ガラクトシダーゼ**（galactosidase）とよぶ．また，二糖類であるラクトースの加水分解に必要な**ラクターゼ**（lactase），マルトースを加水分解する**マルターゼ**（maltase）など基質である糖類の名前に由来する加水分解酵素もある．

ルチンなど野菜や果物に含まれる多くのフラボノイド成分は一種のポリフェノールで，**アグリコン**（糖部を除くアルコールまたはフェノールの部分）であるフラボン炭素骨格に糖が結合した配糖体で存在し，食品の色素成分や抗酸化性を主とする機能性成分として知られている．これらの成分は生体内で糖鎖がグリコシダーゼで加水分解され，アグリコンが遊離し，小腸で吸収代謝されることが多い．

また，ワサビ，カラシ，ダイコン，ブロッコリースプラウトなどアブラナ科の植物は，カラシ油配糖体（グルコシノレート類）を含み，素材の切断や粉砕によって細胞が壊れることで酵素である**ミロシナーゼ**（myrosinase）と接触して反応が起こり，揮発性の辛味成分であるイソチオシアネートが生成する．このミロシナーゼもグリコシダーゼの一種であるが，加水分解の後で非酵素的（酵素が関与しない）に**転位反応**が起こりイソチオシアネートが生成する．

カラシ油配糖体
（グルコシノレート）

ミロシナーゼ

転移反応

イソチオシアネート

辛味成分

B. タンパク質の加水分解酵素：プロテアーゼ

タンパク質（プロテイン）は，アミノ酸がペプチド結合（$-CO-NH-$）で多数連なった高分子である（p204 第13章 発展 参照）．ペプチド結合は，化学的にはアミド結合に属する．このアミド結合をペプチドやアミノ酸に加水分解する酵素がプロテアーゼ（protease）である．プロテアーゼは食品，生体において広く分布する酵素である．

ペプチド結合

タンパク質

プロテアーゼ

アミノ酸

ペプチド

第**14**章 酵素反応の有機化学

Column

乳糖不耐症

みなさんのなかには牛乳を飲むと腹痛がしたり，下痢をするという人がいると思われる．これは，牛乳の中に含まれている二糖類の乳糖（ラクトース）を小腸で分解，吸収できないために起こる症状である．乳児の頃は，母乳が唯一といってよい栄養源で，そのなかに含まれている乳糖は小腸上皮で分泌されるラクターゼという加水分解酵素によってグルコースとガラクトースに分解されて吸収される．しかし，子どもから大人へ成長するにつれて，ラクターゼの酵素活性が低下するようになる．その結果，牛乳を飲むと下痢をするようになり，このような症状を呈する人を乳糖不耐症という．一般に西洋人には少なくアジア人に多いといわれているが，病気ではないので心配するには及ばない．日常の食生活で少量でもタンパク質やカルシウムの供給源として優れた牛乳を継続的に飲むように習慣づけることによって，小腸におけるラクターゼの分泌を促して乳糖不耐症を改善することができるといわれている．なお，牛乳アレルギーやガラクトース血症は，乳糖不耐症とは全く異なるので摂取は要注意である．

有機化学 ● 221

C. 脂質の加水分解酵素：リパーゼ

　リパーゼ（lipase）は，単純脂質であるトリグリセリドを構成するグリセリンと脂肪酸のエステル結合を加水分解する酵素であり，**エステラーゼ**の一種である．リパーゼは胃液や膵液に含まれている消化酵素であり，脂質（lipid）とタンパク質が結合したリポタンパク質を加水分解するリパーゼもある．

2　酸化および還元酵素

　酸化（酸素付加反応や脱水素反応）および還元（脱酸素反応や水素付加反応）に関与する酵素の種類は多く，その反応の特性によって以下のように分類される．

A. 酸化酵素：オキシダーゼ

　酸化酵素とは，基質から水素を脱離させて酸素と結合する反応を促進する酵素である．オキシダーゼ（oxidase）のオキシは酸素のoxygenに由来する．酸化酵素による反応は，補因子として鉄や銅などの金属イオンを酵素タンパクの活性中心に必要とすることが多い．リンゴや茶葉の褐変に関与する**ポリフェノールオキシダーゼ**はポリフェノールを酸化する酵素で，皮をむいたリンゴを塩水に浸すと酵素反応が阻害されるので褐変を防ぐことができる．

222 ●栄養科学イラストレイテッド

また，脂質を酸化する酵素である**リポキシゲナーゼ**は酸素添加酵素（オキシゲナーゼ：oxygenase）の一種で不飽和脂肪酸の二重結合に酸素原子を添加し，人体にとって好ましくない過酸化物（ヒドロペルオキシド）を生成する．さらに，ヒドロペルオキシドは開裂酵素である**リアーゼ**（lyase）の働きで分解され，油脂の酸敗臭や豆乳の青臭さの原因物質である*n*-ヘキサナールなどを生成する．リアーゼは，トマトやキュウリでも酵素活性が高いことが知られている．

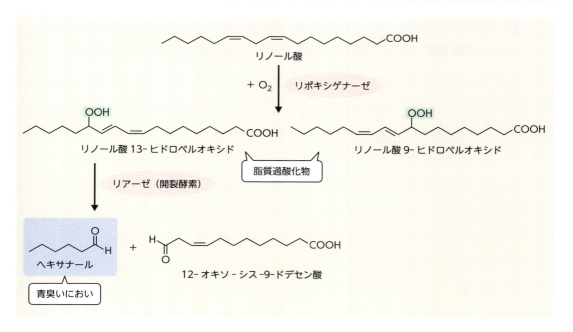

B. 脱水素酵素（酸化還元酵素）：デヒドロゲナーゼ

1）アルコール脱水素酵素

　補酵素 NAD^+ または $NADP^+$ の働きで酸化と還元の可逆反応をする酵素を酸化還元酵素〔脱水素酵素（デヒドロゲナーゼ：dehydrogenase)〕という．補酵素の形態，pH などでその反応特性は変化する．最も身近な酸化還元酵素は，エタノールの代謝に関与する**アルコール脱水素酵素**であり，エタノールの代謝の過程で，エタノールをアセトアルデヒドへ代謝（酸化）する．アセトアルデヒドから酢酸に代謝（酸化）する酵素は**アルデヒド脱水素酵素**とよばれる．いずれも NAD^+ を補酵素とする．

2）乳酸脱水素酵素

　生体内において，解糖系およびクエン酸回路で生成するピルビン酸は重要な化合物である．酸素が存在すると（好気的条件），代謝されて補酵素のアセチル CoA となり，クエン酸回路に取り込まれる．無酸素の状態では（嫌気的条件），酸化還元酵素（**乳酸脱水素酵素**）の働きでピルビン酸は還元され，**乳酸**が最終代謝産物として生成する．また，この過程を**ホモ乳酸発酵**といい，乳酸菌によるヨーグルトの製造過程でも起こる反応である．

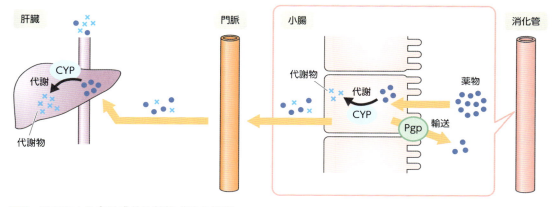

図2 CYPによる食品成分や薬物成分の代謝
CYP：チトクロームP450, Pgp：P-glycoprotein (P糖タンパク).

C. 水酸化酵素：ヒドロキシラーゼ

　チトクロームP450（CYP）は，肝臓で脂溶性成分を酸化または水酸化する酵素で食品成分の代謝，薬物代謝にかかわる．脂溶性成分を水溶性にすることで排泄しやすくする作用があるといわれる．

　CYPの活性は非常に基質特異性が高く，さまざまな基質においてそれぞれ特定のCYPが作用することが知られている．薬物代謝のみならず，脂肪酸の代謝，ステロイドホルモンの生合成でも重要な役割を果たす（図2）．他にも血液や尿中からタバコの成分ニコチンの酸化物であるコチニンを検出することによって，喫煙習慣の有無を判別することができる．

3 化学構造の変化にかかわるその他の酵素

A. アシル基転移酵素：アシルトランスフェラーゼ

　エステルは酸とアルコールの脱水縮合で生成するが，生体内では，アセチルCoAなどアシルCoA（カルボン酸の－COOH部分にCoAが結合したもの）が酸の代わりにアシル基供与体となる．アシルCoAとアルコール存在中，アシル基転移酵素（アシルトランス

表1 イソメラーゼの種類(一部)

イソメラーゼの種類	反応	分類
乳酸ラセマーゼ	L-乳酸 ⇔ D-乳酸	光学異性体を相互変換する.ラセマーゼ,エピマーゼ
マレイン酸イソメラーゼ	マレイン酸 ⇔ フマル酸	二重結合における幾何異性体であるシス体およびトランス体を相互変換する.シストランスイソメラーゼ
グルコース-6-リン酸イソメラーゼ	グルコース-6-リン酸 ⇔ フルクトース6-リン酸	アルドース-ケトース間を変換.異性化糖の製造にも応用
コレステノールΔイソメラーゼ	5α-コレスト-7-エン-3β-オール ⇔ 5α-コレスト-8-エン-3β-オール	二重結合の位置の転移
ロイシン-2,3-アミノムターゼ	(2S)-α-ロイシン ⇔ (3R)-β-ロイシン	アミノ基の分子内転移

フェラーゼ:acyltransferase)でエステルが生成される.アセチルコリンとコリンの関係のように,アシル基転移酵素とエステラーゼは逆向きの反応となる.

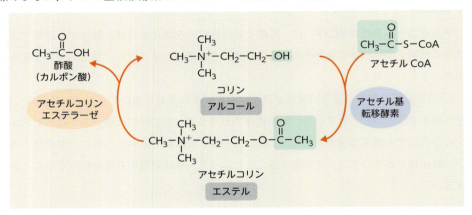

B. 異性化酵素:イソメラーゼ

異性体を互いに変換する酵素を総じて異性化酵素(イソメラーゼ:isomerase)という.シス体・トランス体を互いに変換する酵素や光学異性体を互いに変換する酵素(**エピマーゼ,ラセマーゼ**),糖のアルドースとケトースを相互変換する酵素(**グルコース-6-リン酸イソメラーゼ**など),二重結合の位置を移動させる酵素などがある(表1).

参考図書
1)「酵素反応の有機化学」(大野惇吉/著),丸善,1997

発展　クライゼン縮合（β-ケトエステルの生成，脂肪酸合成）

　塩基存在下において2つのエステルが結合し，β-ケトエステルを生成する反応をClaisen縮合という．塩基性において生成するエステルのエノラートイオンは，求核性が高く，求電子性の高いエステルのカルボニル炭素を求核攻撃する．その後，エステルからアルコキシドイオン（R′O⁻）が脱離し，β-ケトエステルを生成する．クライゼン縮合は，生体内の脂肪酸合成において，重要な役割を担っている．脂肪酸合成にかかわる酵素のうち，KAS（3-ketoacyl-ACP synthase）は，マロニルACPとアセチルCoAやアシルACPとの反応を担い，クライゼン縮合を行う酵素であり，脂肪酸鎖の伸長反応に深くかかわっている．

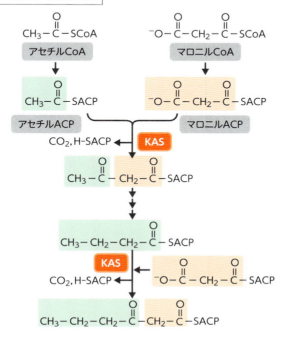

第**14**章 **練習問題**

Q1 次の変化にかかわる酵素を述べなさい.

① トリグリセリドから脂肪酸の遊離

② ヘキサナールからヘキサノールへの変換

③ 肉を塩麹に漬けると軟らかくなる

④ ナスを切って放置すると褐変する

⑤ グルコースをフルクトースに変換する

Q2 次の酵素反応でどのような成分が生成するかを述べなさい.

① マルトースにマルターゼが反応

② プロピオン酸エチルにエステラーゼが反応

③ 3-ヒドロキシ酪酸に脱水素酵素（酸化還元酵素）が反応

④ チーズの製造の際にカビ付けや熟成によってプロテアーゼが反応

⑤ グルコースに還元酵素が反応

解答&解説

A1 ① リパーゼ
② アルコールデヒドロゲナーゼ（アルコール脱水素酵素）または
アルコールレダクターゼ（アルコール還元酵素）
③ プロテアーゼ
④ ポリフェノールオキシダーゼ
⑤ グルコースイソメラーゼ

A2 ① グルコース
② プロピオン酸とエタノール
③ アセト酢酸
④ ペプチド，アミノ酸
⑤ ソルビトール

付表　同義語一覧

脂肪酸	イコサペンタエン酸（icosapentaenoic acid：IPA） エイコサペンタエン酸（eicosapentaenoic acid：EPA） チムノドン酸（timnodonic acid）
	ドコサヘキサエン酸（docosahexaenoic acid） セルボン酸（cervonic acid）
	エイコサテトラエン酸（eicosatetraenoic acid） アラキドン酸（arachidonic acid）
	エイコサトリエン酸（eicosatrienoic acid） ジホモ−γ−リノレン酸（dihomo−γ−linolenic acid）
カルボン酸	プロパン酸（propanoic acid） プロピオン酸（propionic acid）
脂質	中性脂肪（neutral fat） トリグリセリド（triglyceride） トリアシルグリセロール（triacylglycerol）
	ジグリセリド（diglyceride） ジアシルグリセロール（diacylglycerol）
	モノグリセリド（monoglyceride） モノアシルグリセロール（monoacylglycerol）
	グリセロール（glycerol） グリセリン（glycerine）
	ホスファチジルコリン（phosphatidylcholine） レシチン（lecithin）
酸化防止剤 BHT	ジブチルヒドロキシトルエン（dibutylhydroxytoluene） ブチル化ヒドロキシトルエン（butylated hydroxytoluene）
界面活性剤 SDS, SLS	ドデシル硫酸ナトリウム（sodium dodecyl sulfate：SDS） ラウリル硫酸ナトリウム（sodium lauryl sulfate：SLS）
官能基*	<u>カルボキシ基</u> カルボキシル基
	<u>ヒドロキシ基</u> ヒドロキシル基 水酸基
	アルデヒド基 ホルミル基

＊本書では現行の<u>高等学校の教科書に記載されている用語</u>に準じる

索 引

数 字

1,1′-ビフェニル ⋯⋯⋯⋯⋯ 132

欧 文

A〜B

α-アミノ酸 ⋯⋯⋯⋯⋯⋯⋯ 199
α-ジケトン ⋯⋯⋯⋯⋯⋯⋯ 75
α-ビサボレン ⋯⋯⋯⋯⋯⋯ 45
αヘリックス ⋯⋯⋯⋯⋯⋯ 205
Alzheimer 型認知症 ⋯⋯⋯ 140
β-アミノ酸 ⋯⋯⋯⋯⋯⋯⋯ 199
β-カロテン ⋯⋯⋯⋯⋯⋯⋯ 36
β-ケトエステル ⋯⋯⋯⋯⋯ 227
βシート ⋯⋯⋯⋯⋯⋯⋯⋯ 205
β-シトステロール ⋯⋯⋯⋯ 190
β-セリネン ⋯⋯⋯⋯⋯⋯⋯ 45
β-ヒドロキシ酪酸 ⋯⋯⋯⋯ 76
BDNF ⋯⋯⋯⋯⋯⋯⋯⋯⋯ 140
Brønsted-Lowry の定義 ⋯⋯ 108

C〜I

cis-trans 異性体 ⋯⋯⋯⋯⋯ 34
Claisen 縮合 ⋯⋯⋯⋯⋯⋯ 227
DHA ⋯⋯⋯⋯⋯⋯⋯⋯⋯ 86
E-Z 表示 ⋯⋯⋯⋯⋯⋯⋯ 34
Fischer の式 ⋯⋯⋯⋯⋯⋯ 65
Friedel-Crafts 反応 ⋯⋯⋯ 132

γ-アミノ酸 ⋯⋯⋯⋯⋯⋯⋯ 199
GABA ⋯⋯⋯⋯⋯⋯⋯⋯⋯ 116
Haworth の式 ⋯⋯⋯⋯⋯⋯ 65
Hückel 則 ⋯⋯⋯⋯⋯⋯⋯ 129
hydrocarbon ⋯⋯⋯⋯⋯⋯ 18
IPA ⋯⋯⋯⋯⋯⋯⋯⋯⋯⋯ 86
IUPAC 命名法 ⋯⋯⋯⋯⋯ 22

K〜N

Kekulé の式 ⋯⋯⋯⋯⋯⋯ 126
LNG ⋯⋯⋯⋯⋯⋯⋯⋯⋯ 19
LPG ⋯⋯⋯⋯⋯⋯⋯⋯⋯ 19
Maillard 反応 ⋯⋯⋯⋯⋯⋯ 114
Markownikoff の法則 ⋯⋯ 37
meta- ⋯⋯⋯⋯⋯⋯⋯⋯⋯ 135
n-3 系脂肪酸 ⋯⋯⋯⋯⋯⋯ 85
n-6 系脂肪酸 ⋯⋯⋯⋯⋯⋯ 85
n-9 系脂肪酸 ⋯⋯⋯⋯⋯⋯ 85
N-ニトロソアミン ⋯⋯⋯⋯ 114

O〜S

ortho- ⋯⋯⋯⋯⋯⋯⋯⋯⋯ 135
PAF ⋯⋯⋯⋯⋯⋯⋯⋯⋯⋯ 186
para- ⋯⋯⋯⋯⋯⋯⋯⋯⋯ 135
pK_a ⋯⋯⋯⋯⋯⋯⋯⋯⋯ 137
R, S 表示法 ⋯⋯⋯⋯⋯⋯⋯ 90
Schiff 塩基 ⋯⋯⋯⋯⋯⋯⋯ 113
SDS-PAGE ⋯⋯⋯⋯⋯⋯⋯ 203
S_E 反応 ⋯⋯⋯⋯⋯⋯⋯⋯ 131
S_N 反応 ⋯⋯⋯⋯⋯⋯⋯⋯ 155
sp 混成軌道 ⋯⋯⋯⋯⋯⋯⋯ 15

sp^2 混成軌道 ⋯⋯⋯⋯⋯⋯ 15
sp^3 混成軌道 ⋯⋯⋯⋯⋯⋯ 14

和 文

あ

アキシャル水素 ⋯⋯⋯⋯⋯ 44
アグリコン ⋯⋯⋯⋯⋯⋯⋯ 220
アクリルアミド ⋯⋯⋯⋯⋯ 120
アシル基 ⋯⋯⋯⋯⋯⋯⋯⋯ 98
アシル基転移酵素 ⋯⋯⋯⋯ 225
アシルトランスフェラーゼ ⋯ 225
アスパラギン酸塩 ⋯⋯⋯⋯ 201
アスパルテート ⋯⋯⋯⋯⋯ 201
アセタール ⋯⋯⋯⋯⋯⋯ 65, 74
アセチル基 ⋯⋯⋯⋯⋯⋯⋯ 98
アセチルコリン ⋯⋯⋯⋯⋯ 108
アセチルサリチル酸 ⋯⋯⋯ 149
アセトアニリド ⋯⋯⋯⋯⋯ 152
アセトアルデヒド ⋯⋯⋯⋯ 68
アセト酢酸 ⋯⋯⋯⋯⋯⋯⋯ 76
アセトン ⋯⋯⋯⋯⋯⋯⋯⋯ 76
アゾール化合物 ⋯⋯⋯⋯⋯ 159
アゾ基 ⋯⋯⋯⋯⋯⋯⋯⋯⋯ 153
アナフィラキシー ⋯⋯⋯⋯ 186
アニソール ⋯⋯⋯⋯⋯⋯⋯ 129
アニリン ⋯⋯⋯⋯⋯⋯⋯⋯ 151
アマドリ転位 ⋯⋯⋯⋯⋯⋯ 115
アミダートアニオン ⋯⋯⋯ 117
アミド ⋯⋯⋯⋯⋯⋯⋯⋯ 117, 148

有機化学 ● 231

アミノカルボニル反応	114
アミノ基	106
―転移反応	212
アミノ酸	199
―の分類	207
アミノ糖	174
アミラーゼ	219
アミル基	21
アミロペクチン	177
アミン	106
アリール基	106
アルカロイド	111
アルカン	18
アルキル化	
アニリンの―	151
ベンゼンの―	132
アルキル基	20
―の名称と構造式	21
アルケン	33
アルコール	53
―の分類	56
アルコール脱水素酵素	224
アルデヒド	64
アルデヒド脱水素酵素	224
アルドール縮合	67
アルドール反応	67
アルドン酸	174
安息香酸	145
安息香酸ナトリウム	146
アンチエイジング	140
アントラセン	132

い

池田菊苗	213
イコサノイド	86, 192
イコサペンタエン酸	86

いす形	44
異性化酵素	226
イソプレン	36
イソメラーゼ	226
一般名	22
イミノ酸	209
イミン	113

う

右旋性	91
うま味成分	213
ウラシル	156
ウロン酸	173

え

エイコサノイド	192
エーテル	59
―結合	59
エカトリアル水素	44
液化石油ガス	19
液化天然ガス	19
液性による分画	112
エステラーゼ	222
エステル	98, 147
―化	98, 99
―結合	98
エタノール	57
エタン	18
エナンチオマー	89
エノール	73
エピバチジン	113
エピマーゼ	226
エルゴステロール	190
エルゴタミン	111
塩化メチル	28

塩化メチレン	28
塩基性アミノ酸	210
エンジオール	75

お

オカダ酸	60
オキシダーゼ	222
オクタデカン酸	26
オクテット則	132
オゾノリシス	38
オゾン酸化	38
オプシン	39
オルト	135

か

海洋生物由来ステロール	190
カカオポリフェノール	140
加水分解	
アミドの―	119
エステルの―	101
加水分解酵素	219
化石燃料	27
カチオン	99
活性メチレン基	88
ガラクトシダーゼ	220
ガラクトシルジグリセリド	187
カルジオリピン	186
カルシフェロール	58
カルボキシ基	80
カルボニル化合物	64
カルボニル基	64
カルボニル炭素	64
カルボン酸	80
―塩	82
カロテノイド	35

232 ● 栄養科学イラストレイテッド

―系色素	194						
環化付加反応	46						
ガングリオシド	188						
還元	27, 222						
アミドの―	119						
アルケンの―	38						
イミンの―	113						
カルボン酸の―	82						
ケトンの―	73						
ピリジンの―	155						
環状アルコール	54						
緩衝液	202						
環状構造	65						
含窒素化合物	106						
慣用名	22						
含硫アミノ酸	208						

き

幾何異性体	34
基幹名	23
軌道	13
キニーネ	111
キノン系色素	194
求核攻撃	66
求核試薬	66
求核置換反応	155
求電子試薬	131
求電子置換反応	131, 146
鏡像異性体	89
鏡像体	89
共役二重結合	35
共有結合	14
キラリティー	89
キラル分子	89
銀鏡反応	64
菌類ステロール	190

く

クエン酸	81
クエン酸回路	224
クライゼン縮合	227
グリコーゲン	178
グリコシダーゼ	219
グリコシド結合	175
グリセリン	57
グリセロ糖脂質	187
グリセロリン脂質	185
クルクミン	74
グルコース–6–リン酸イソメラーゼ	226
グルコシダーゼ	220
グルタミン酸塩	201
グルタメート	201
クロマン環	27
クロロフィル	26, 194
クロロホルム	28
クロロメタン	28

け

ケクレの式	126
血液型活性糖脂質	188
血小板活性化因子	186
ケト–エノール互変異性	73
ケトーシス	76
ケト型	73
ケト酸	72
ケトン	72
ケトン体	76
下痢性貝毒	60
ケン化	101

こ

光学異性体	91
光学活性	91
光学対掌体	89
光学分割	93
硬化処理	86
硬化油	86
抗酸化性	141
酵素	218
構造異性体	19
高度不飽和脂肪酸	83
孤立二重結合	35
コレステロール	189

さ

酢酸	81
酢酸イソアミル	101
鎖式飽和炭化水素	18
鎖状構造	65
左旋性	91
サリチル酸	149
サリチル酸メチル	101, 149
酸アミド	208
酸–塩基中和反応	82
酸化	27, 222
アルカンの―	27
アルケンの―	38
アルコールの―	56
アルデヒドの―	65
フェノールの―	141
酸化還元酵素	224
酸化酵素	222
酸化的脱アミノ反応	213
三重結合	15
酸性アミノ酸	210

有機化学 ● 233

酸素付加反応 …………………… 222
酸の強弱 ………………………… 137

し

ジアザベンゼン ………………… 156
ジアジン ………………………… 156
ジアステレオマー ………………… 91
ジアゾカップリング ……………… 153
ジアゾニオ基 …………………… 152
シェールガス ……………………… 27
ジエチルエーテル ………………… 59
ジエン …………………………… 44
四塩化炭素 ……………………… 28
ジオール ………………………… 54
ジガラクトシルジグリセリド … 187
ジグリセリド …………………… 183
シクロアルカン …………………… 44
シクロアルケン …………………… 44
ジクロロメタン …………………… 28
脂質代謝 ………………………… 57
脂質の分解（消化）……………… 195
シスジオール ……………………… 38
シス-トランス異性体 …………… 34
ジスルフィド結合 ……………… 214
シッフ塩基 ……………………… 113
自動酸化 ………………………… 87
シトシン ………………………… 156
シトラール ……………………… 68
ジノフィシストキシン-1 ………… 60
脂肪酸 ……………… 25, 83, 189
脂肪酸合成 ……………………… 227
脂肪族アミノ酸 ………………… 207
ジホスファチジルグリセロール
………………………………… 186
重合反応 ………………………… 39
主鎖 ……………………………… 23

脂溶性色素 ……………………… 194
脂溶性ビタミン ………………… 192
食中毒 …………………………… 60
植物ステロール ………………… 190

す

水酸化酵素 ……………………… 225
水素添加 ………………………… 38
水素付加反応 …………………… 222
鈴木梅太郎 ……………………… 159
スチグマステロール …………… 190
ステアリン酸 …………………… 26
ステロイド ……………………… 189
ステロイドホルモン …………… 191
ステロール ……………………… 189
ステロールエステル …………… 184
スピナステロール ……………… 190
スフィンゴ糖脂質 ……………… 187
スフィンゴミエリン …………… 187
スフィンゴリン脂質 …………… 187
スルファチド …………………… 188

せ

生分解性ポリマー ……………… 40
セッケン ………………………… 101
接触還元 …………………… 38, 86
セファリン ……………………… 185
セレブロシド …………………… 188

そ

双性イオン ……………………… 200
側鎖 ……………………………… 23
ソラニン ………………………… 111
ソルビトール …………………… 173

た

第一級アルコール ……………… 56
第一級炭素 ……………………… 21
第二級アルコール ……………… 56
第二級炭素 ……………………… 21
第三級アルコール ……………… 56
第三級炭素 ……………………… 21
第四級炭素 ……………………… 21
多価アルコール ………………… 54
脱アミノ反応 …………………… 212
脱酸素反応 ……………………… 222
脱水 ……………………………… 56
脱水縮合 ………………………… 98
脱水素酵素 ……………………… 224
脱水素反応 ……………………… 222
脱炭酸反応 ……………………… 214
多糖類 …………………………… 177
炭化水素 ………………………… 18
胆汁酸 …………………………… 191
単純脂質 ………………………… 183
単糖の誘導体 …………………… 173
単糖類 …………………………… 170
タンパク質 ……………………… 204
　―の一次構造 ………………… 205
　―の二次構造 ………………… 205
　―の三次構造 ………………… 205
　―の四次構造 ………………… 206

ち

置換反応 ………………………… 155
地球温暖化 ……………………… 27
チミン …………………………… 156
中性アミノ酸 …………………… 207
直鎖アルカン …………………… 20
直鎖状アルケン ………………… 33

234　●栄養科学イラストレイテッド

index

て

テトラクロロメタン	28
テトロドトキシン	111
デヒドロアスコルビン酸	75
デヒドロゲナーゼ	224
テフロン	40
テルペン	51
電気泳動法	202
電子求引性	109
電子供与性	109
電子配置	12
天然ガス	18
天然ゴム	40
デンプン	177
電離定数	137
電離平衡	137

と

糖脂質	187
等電点	200
糖尿病性白内障	115
動物ステロール	189
糖類	169
ドコサヘキサエン酸	86
トコフェロール	27
トランス脂肪酸	86
トリアザベンゼン	156
トリアジン	156
トリオール	54
トリグリセリド	102, 183
トリクロロメタン	28
トロンボキサン	86, 192

な

ナイアシン	155
—欠乏症	158
ナフタレン	132
難分解性ポリマー	40

に

ニコチン	111
二酸	80
二重結合	15
二糖類	175
乳酸	224
乳糖不耐症	221
ニンヒドリン反応	202

ね

燃焼	27
アルコールの—	57

の

脳細胞神経栄養因子	140

は

バニリン	68
パラ	135
パラベン	147
ハロゲン化	
アルカンの—	28
ベンゼンの—	130
ハワースの式	65, 171

ひ

光受容体	39
ヒスタミン	116
ヒスチジン	116
比旋光度	91
ビタミンA	192
ビタミンA$_1$	36
ビタミンCの還元性	75
ビタミンD	192
ビタミンE	27, 134, 192
ビタミンK	192
ヒドロキシアミノ酸	208
ヒドロキシ基	53
ヒドロキシラーゼ	225
ヒドロペルオキシド	88
ビニル基	40
ヒュッケル則	129
ピラジン	156
ピリジン	153
—誘導体	156
ピリダジン	156
ピリミジン	156
ピルビン酸	224

ふ

ファルネソール	36
フィッシャーの式	65, 170
フィトール	26
フェノール	134
フェノキシドイオン	137
複合脂質	185
複素環化合物	153
フコステロール	190
不斉炭素原子	89
フタル酸ビス	147

有機化学　235

フタル酸無水物	148	
沸点と分子間相互作用	110	
舟形	44	
不飽和アルコール	73	
不飽和脂肪酸	85	
フムレン	45	
プラズマローゲン	186	
フラボノイド系色素	194	
フリーデル–クラフツ反応	132	
フリーラジカル	88	
フルクトースの還元性	75	
ブレンステッド–ローリーの定義 108		
プロスタグランジン	86, 192	
プロテアーゼ	221	
プロパン	18	
プロパンガス	19	
プロビタミン	36	
プロペン	33	
分岐アルカン	20	
分岐アルケン	33	
分子間相互作用	205	
分子間脱水	56	
分子内脱水	56	

へ

ヘテロ環化合物	150, 153
ヘテロ原子	153
ペプチド結合	120, 215
ヘミアセタール	65, 74
ヘミアミナール	113
ペラグラ	158
ペルオキシラジカル	88
ベンズアルデヒド	68
ベンゼン	126
ベンゼンアミン	151

ベンゾ［a］ピレン	132

ほ

芳香族	125
―アミノ酸	209
―アミン	150
―アミン化合物	151
―カルボン酸	144
―カルボン酸誘導体	147
―ジアゾニウム	152
―性	129
―炭化水素	126
―ヘテロシクロペンタジエン	157
飽和脂肪酸	83
ホスファチジルイノシトール	185
ホスファチジルエタノールアミン	185
ホスファチジルグリセロール	186
ホスファチジルコリン	185
ホスファチジルセリン	185
母体名	23
ホモ乳酸発酵	224
ポリエーテル化合物	60
ポリエステル	148
ポリエチレン	40
ポリエチレンテレフタレート	148
ポリエン化合物	35
ポリ塩化ビニル	40
ポリエン酸	83
ポリスチレン	39
ポリ乳酸	40
ポリフェノール	139
ポリフェノールオキシダーゼ	222
ポルフィリン環	26
ホルマリン	66
ホルムアルデヒド	66

ま

マルコフニコフの法則	37
マルターゼ	220

み

ミロシナーゼ	220

め

命名法	22
アミドの―	117
アミンの―	106
アルカンの―	22
アルケンの―	33
アルコールの―	53
アルデヒドの―	64
エーテルの―	59
エステルの―	98
カルボン酸の―	80
ケトンの―	72
シクロアルカンの―	44
シクロアルケンの―	44
フェノールの―	135
ベンゼンの―	127
芳香族カルボン酸の―	145
メイラード反応	114
メソ化合物	92
メソ体	92
メタ	135
メタノール	66
メタン	18
メタンハイドレート	27
メトキシ基	59
メラノイジン	115
メントール	45

index

も

没食子酸	147
モノエン酸	83
モノカルボン酸	83
モノグリセリド	183
モルヒネ	111

や

夜盲症	39

ゆ

有機電子論	99
誘導脂質	189
遊離脂肪酸	189

ら

ライナス・ポーリング	58

ら（続き）

ラクターゼ	220
ラジカル反応	87
ラジカル捕捉剤	142
ラジカル連鎖反応	88
ラセマーゼ	226

り

リアーゼ	223
リコピン	36
立体化学	89
立体配座	44
リパーゼ	222
リポキシゲナーゼ	223
リモネン	47
硫酸エステル	102
リン酸エステル	102
リン脂質	185

る

ルイ・パスツール	93

れ

レシチン	185
レチノール	36

ろ

ロイコトリエン	86, 192
ろう	185
ロドプシン	39
ロレンツォのオイル	87

わ

ワックス	185

有機化学　237

栄養科学イラストレイテッドシリーズ

B5判

シリーズ特徴
- 国家試験ガイドラインに準拠した，基礎からよくわかるオールカラーのテキスト
- 章の冒頭にポイントと概略図を明示．最初に内容の概要が理解できる！
- 章末コラムでは，学んだ内容が実践でどう活きてくるのかイメージできる！

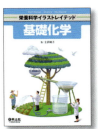

基礎化学

土居純子／著
- 定価（本体 2,400 円＋税）　176 頁
- ISBN978-4-7581-1353-3

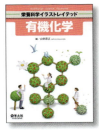

有機化学

山田恭正／編
- 定価（本体 2,800 円＋税）　240 頁
- ISBN978-4-7581-1357-1

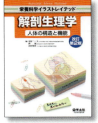

解剖生理学
人体の構造と機能
改訂第2版

志村二三夫，岡　純，山田和彦／編
- 定価（本体 2,900 円＋税）　239 頁
- ISBN978-4-7581-0876-8

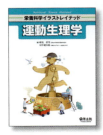

運動生理学

麻見直美，川中健太郎／編
- 定価（本体 2,800 円＋税）　224 頁
- ISBN978-4-7581-1356-4

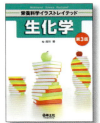

生化学
第3版

薗田　勝／編
- 定価（本体 2,800 円＋税）　256 頁
- ISBN978-4-7581-1354-0

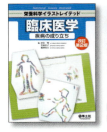

臨床医学
疾病の成り立ち
改訂第2版

田中　明，宮坂京子，藤岡由夫／編
- 定価（本体 2,800 円＋税）　288 頁
- ISBN978-4-7581-0881-2

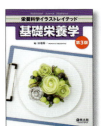

基礎栄養学
第3版

田地陽一／編
- 定価（本体 2,800 円＋税）　208 頁
- ISBN978-4-7581-1350-2

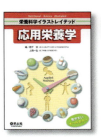

応用栄養学

栢下　淳，上西一弘／編
- 定価（本体 2,800 円＋税）　223 頁
- ISBN978-4-7581-0877-5

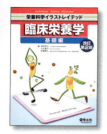
臨床栄養学 基礎編 改訂第2版
本田佳子, 土江節子, 曽根博仁／編
- 定価（本体2,700円＋税） 184頁
- ISBN978-4-7581-0882-9

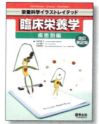
臨床栄養学 疾患別編 改訂第2版
本田佳子, 土江節子, 曽根博仁／編
- 定価（本体2,800円＋税） 312頁
- ISBN978-4-7581-0883-6

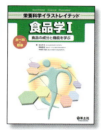
食品学Ⅰ
食べ物と健康
—食品の成分と機能を学ぶ

水品善之, 菊﨑泰枝, 小西洋太郎／編
- 定価（本体2,600円＋税） 208頁
- ISBN978-4-7581-0879-9

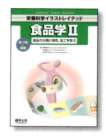
食品学Ⅱ
食べ物と健康
—食品の分類と特性、加工を学ぶ

栢野新市, 水品善之, 小西洋太郎／編
- 定価（本体2,700円＋税） 216頁
- ISBN978-4-7581-0880-5

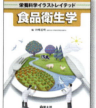
食品衛生学
田﨑達明／編
- 定価（本体2,800円＋税） 224頁
- ISBN978-4-7581-1352-6

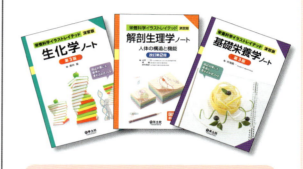

分子栄養学
遺伝子の基礎からわかる

加藤久典, 藤原葉子／編
- 定価（本体2,700円＋税）
- 231頁 2色刷
- ISBN978-4-7581-0875-1

書き込み式ノート テキストと目次が共通！講義の復習から国試の対策まで使える！

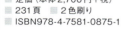
2019年 発行予定

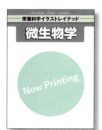
微生物学
大橋典男／編
- 定価（本体2,800円＋税）
- 約200頁
- ISBN978-4-7581-1358-8

生化学ノート 第3版
- 定価（本体2,600円＋税） 232頁 2色刷り
- ISBN978-4-7581-1355-7

解剖生理学ノート
人体の構造と機能 改訂第2版
- 定価（本体2,600円＋税） 215頁 2色刷り
- ISBN978-4-7581-0890-4

基礎栄養学ノート 第3版
- 定価（本体2,600円＋税） 200頁 2色刷り
- ISBN978-4-7581-1351-9

■ 編者プロフィール

山田 恭正（やまだ やすまさ）梅花女子大学食文化学部食文化学科 教授

学術博士，同志社女子大学名誉教授．同志社大学大学院工学研究科工業化学専攻修士課程修了（有機化学研究室），大阪市立大学大学院生活科学研究科栄養保健学専攻博士課程修了（食品化学研究室）．同志社女子大学食物栄養科学科において「有機化学」「食品分析化学」「栄養素の化学」などの講義と実験を担当．
2018年4月，梅花女子大学食文化学部に着任，現在に至る．
研究テーマ
1) 食用植物に由来する機能成分の化学構造と機能
2) ゲル状食品を咀嚼した時に味や香りの成分が放出，拡散する現象（フレーバーリリース）

※ 本書発行後の更新・追加情報，正誤表を，弊社ホームページにてご覧いただけます．
羊土社ホームページ　www.yodosha.co.jp/

栄養科学イラストレイテッド
有機化学

2019年6月1日　第1刷発行

編　集	山田恭正
発行人	一戸裕子
発行所	株式会社 羊 土 社
	〒 101–0052
	東京都千代田区神田小川町 2–5–1
	TEL　03（5282）1211
	FAX　03（5282）1212
	E-mail　eigyo@yodosha.co.jp
	URL　www.yodosha.co.jp/
表紙イラスト	エンド譲
印刷所	株式会社 加藤文明社

ⓒ YODOSHA CO., LTD. 2019
Printed in Japan

ISBN978-4-7581-1357-1

本書に掲載する著作物の複製権，上映権，譲渡権，公衆送信権（送信可能化権を含む）は（株）羊土社が保有します．
本書を無断で複製する行為（コピー，スキャン，デジタルデータ化など）は，著作権法上での限られた例外（「私的使用のための複製」など）を除き禁じられています．研究活動，診療を含み業務上使用する目的で上記の行為を行うことは大学，病院，企業などにおける内部的な利用であっても，私的使用には該当せず，違法です．また私的使用のためであっても，代行業者等の第三者に依頼して上記の行為を行うことは違法となります．

JCOPY ＜（社）出版者著作権管理機構 委託出版物＞
本書の無断複写は著作権法上での例外を除き禁じられています．複写される場合は，そのつど事前に，（社）出版者著作権管理機構（TEL 03–5244–5088，FAX 03–5244–5089，e-mail：info@jcopy.or.jp）の許諾を得てください．